DK | Penguin Random House

Lektorat
Michael Clark, Joanna Edwards, Miezan van Zyl,
Emily Kho, Angeles Gavira, Liz Wheeler,
Jonathan Metcalf

Gestaltung und Bildredaktion
Ali Scrivens, Michael Duffy, Karen Self

Illustrationen
Ali Scrivens

Umschlaggestaltung
Sophia M.T.T., Akiko Kato

Herstellung
Kavita Varma, Meskerem Berhane

Für die deutsche Ausgabe:
Redaktionsleitung Dr. Kerstin Schlieker
Herstellungskoordination Bianca Isack
Herstellung Inga Reinke

Titel der englischen Originalausgabe:
Simply The Brain

Übersetzung Dr. Dietmar Mertens
Lektorat Manuela Kupfer

ISBN 978-3-8310-4611-9
5902-325062-22684-04

Druck und Bindung TBB, a.s., Slowakei

FSC www.fsc.org MIX Papier | Fördert gute Waldnutzung FSC® C018179

www.dk-verlag.de

BERATUNG

Dr. Rita Carter hat als wissenschaftliche Fachautorin mit dem Schwerpunkt Medizin und Bewusstseinsforschung einige z. T. preisgekrönte Bücher veröffentlicht, u. a. das erfolgreiche DK-Buch *Das Gehirn*.

MITWIRKENDE

Dr. Liam Drew ist Biologe, Neurowissenschaftler, Journalist und Autor. Er hat u. a. an dem DK-Buch *#dkinfografik. Das menschliche Gehirn und wie es funktioniert* mitgearbeitet.

Alina Ivan hat an der Universität von Exeter studiert und arbeitet in der Forschung zur psychischen Gesundheit am Institut für Psychiatrie, Psychologie & Neurowissenschaften (IoPPN), King's College, London. Sie ist auch als Wissenschaftsmoderatorin tätig und entwickelt Partnerschaften für die Plattform für psychische Gesundheit »Augmentive«.

Susan Watt ist Wissenschaftsjournalistin und Redakteurin. Sie hat einen Postgraduiertenabschluss in Psychologie und Philosophie und hat viel über Psychologie publiziert, mit besonderem Interesse an Argumentation und ADHS.

Emma Yhnell ist eine preisgekrönte Wissenschafts-Kommunikatorin und leitende Dozentin an der Universität Cardiff in Wales. Sie hat Forschungsarbeiten über die Huntington-Krankheit veröffentlicht und schreibt Blogs und Bücher für ein allgemeines Publikum.

INHALT

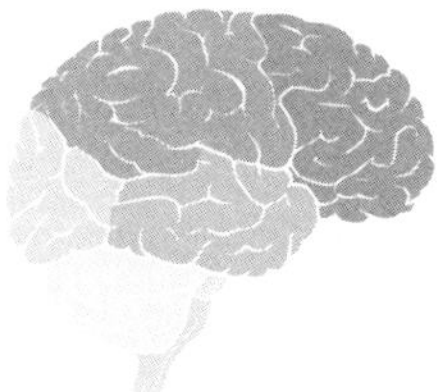

DAS **MENSCHLICHE GEHIRN**

DIE **WELT DER SINNE**

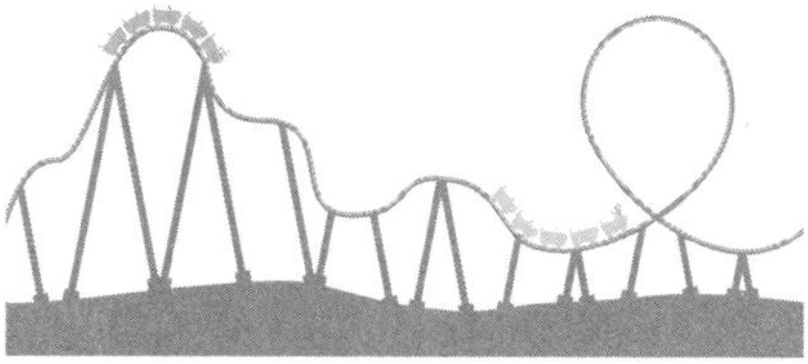

STIMMUNGEN UND **EMOTIONEN**

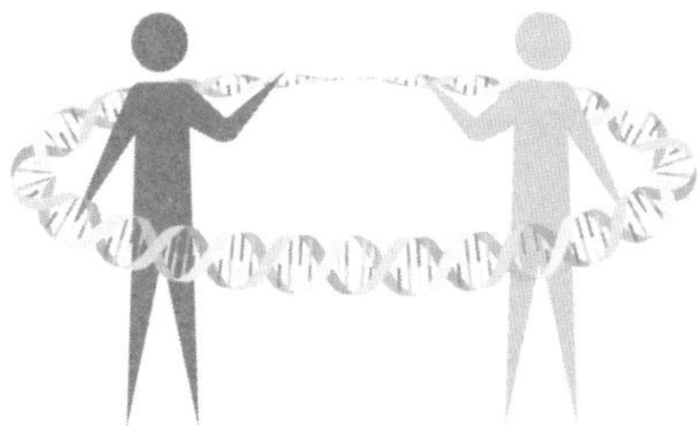

INDIVIDUALITÄT

LERNEN UND GEDÄCHTNIS

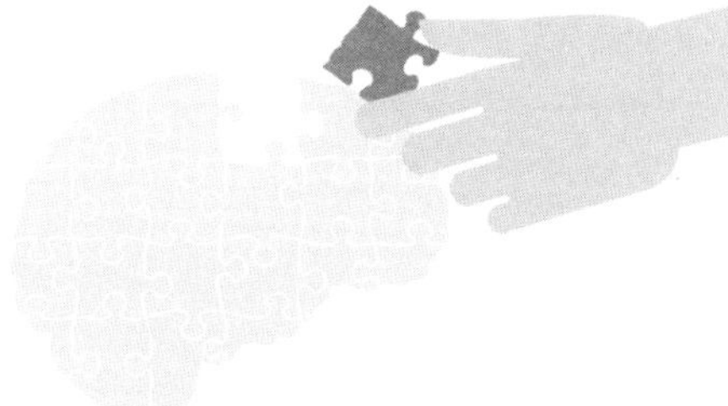

KOMMUNIKATION

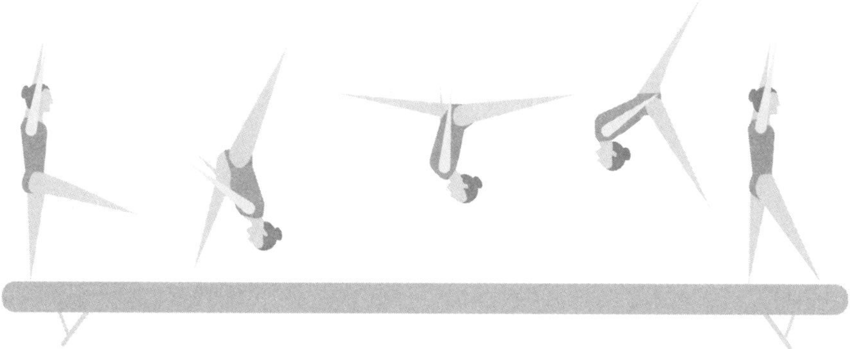

GEHIRN UND HANDLUNG

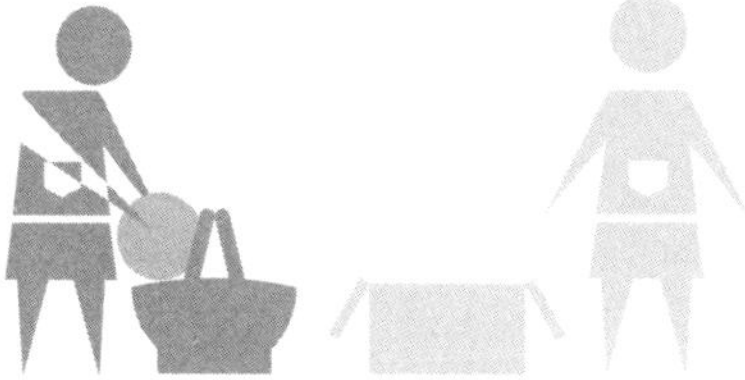

DAS SOZIALE GEHIRN

NEURODIVERSITÄT

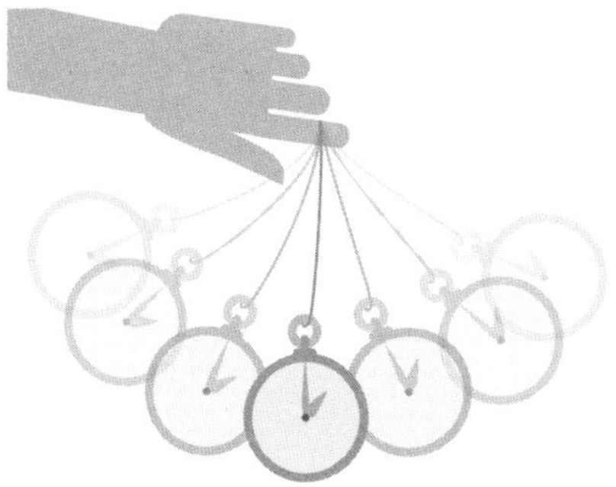

DAS **RATIONALE GEHIRN**

DAS **BEWUSSTE GEHIRN**

WUNDERWERK GEHIRN

Das menschliche Gehirn ist eines der faszinierendsten Wunderwerke der Natur. Es ist zu beeindruckenden Leistungen fähig und so komplex, dass wir wohl nie alle seine Geheimnisse lüften werden. Die moderne Hirnforschung gewährt uns jedoch spannende Einblicke in seinen Aufbau und in die Prozesse, die in ihm ablaufen. Das Wissen aus dieser Forschung hilft dabei, unser Denken, unser Fühlen und unser Verhalten besser zu verstehen.

Die Entwicklung eines leistungsfähigen Gehirns hat dem modernen Menschen erhebliche Vorteile im Kampf ums Überleben verschafft. Unser Gehirn ist die Schaltzentrale, die Sinne und Muskeln verbindet, und die es uns ermöglicht, rasch und sinnvoll auf unsere Umwelt zu reagieren. Gefühle oder Empfindungen wie Freude oder Schmerz sagen uns, was gut und was schlecht für uns ist. Unser Gedächtnis stellt sicher, dass wir einmal gewonnene Informationen zukünftig nutzen können. Doch unser Gehirn, dessen Volumen sich verglichen mit unseren vor Millionen Jahren lebenden Primatenvorfahren verdreifacht hat, kann weit mehr als das. Dank unseres stark entwickelten Großhirns können wir Informationen auf sehr komplexe Art und Weise verarbeiten und verfügen über einzigartige Fähigkeiten. Es ermöglicht uns nicht nur zu denken, miteinander zu sprechen, Bücher zu schreiben und eine Unmenge Dinge zu lernen, sondern zum Beispiel auch aktiv unsere Zukunft zu gestalten oder Fantasiereisen in andere Welten zu unternehmen.

Neben der bewussten Verarbeitung komplexer Informationen übernimmt unser Gehirn aber noch unzählige weitere Aufgaben, die unbewusst ablaufen. So kontrolliert es zahlreiche Körperfunktionen, etwa die Atmung, die Körpertemperatur oder den Wasserhaushalt, und beeinflusst über die Freisetzung von Hormonen das Wachstum und den Stoffwechsel. Dass unser Gehirn in der Lage ist, diese ungeheure Fülle von Aufgaben zeitgleich und reibungslos zu erledigen, ist fraglos eines der erstaunlichsten Naturphänomene, die es gibt.

DAS MENSCHGEHIRN

LICHE

Das menschliche Gehirn enthält Milliarden von Nervenzellen (Neuronen), die Nervenimpulse erzeugen und als elektrische Signale weiterleiten können. Neuronen sind über lange Fortsätze (Axone) miteinander verbunden und bilden ein dichtes Netzwerk von Nervenbahnen. Unzählige Signale rasen durch dieses Netzwerk und erzeugen unsere Gedanken, Empfindungen und Gefühle. Unser Gehirn lässt sich in mehrere Bereiche, etwa Großhirn, Zwischenhirn, Kleinhirn oder Medulla oblongata, unterteilen. Das Großhirn besteht aus zwei Hälften (Hemisphären), die wiederum in je vier Lappen (Lobi) unterteilt sind. Die Medulla oblongata geht ins Rückenmark über, aus dem Nerven in alle Teile des Körpers abzweigen.

WAS IST EIN GEHIRN?

Ein Gehirn ist ein aus unzähligen vernetzten Nervenzellen bestehender und dadurch besonders leistungsfähiger Teil eines Nervensystems, der vielfältige Aufgaben und Funktionen erfüllen kann. Bei Wirbeltieren bildet das Gehirn zusammen mit dem Rückenmark das Zentralnervensystem (ZNS). Das ZNS ist eine Art Steuerzentrale, die nicht nur zahlreiche bewusste und unbewusste Körperprozesse kontrolliert und optimiert, sondern auch Umweltreize verarbeitet und eine rasche Reaktion auf diese ermöglicht. Beim Menschen hat das Gehirn den höchsten Entwicklungsstand erreicht. Dank unseres stark entwickelten Großhirns sind wir zu äußerst komplexen Prozessen in der Lage, wie etwa Denken, Lernen, Erinnern oder Sprechen.

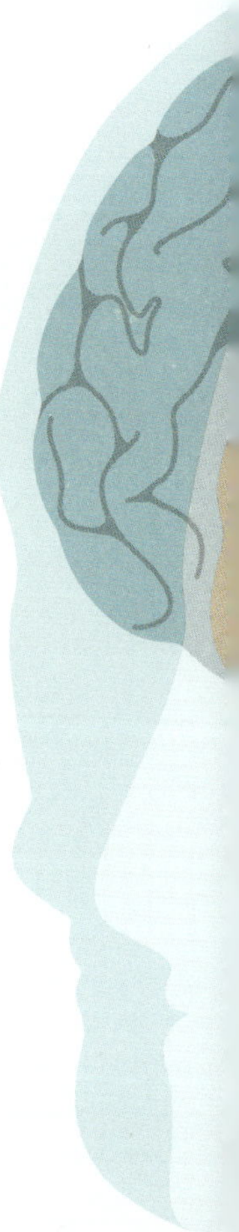

Gewicht:
Das Gehirn eines erwachsenen Menschen wiegt durchschnittlich 1,2–1,35 kg und besteht zu etwa 73 % aus Wasser.

Volumen:
Das durchschnittliche Hirnvolumen von Erwachsenen liegt zwischen 1150 und 1275 cm^3 und nimmt mit dem Alter ab.

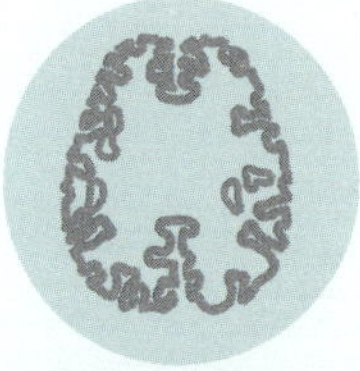

Graue Substanz:
Etwa 40 % des Hirngewebes besteht aus grauer Substanz (dicht gepackte Nervenzellkörper).

Weiße Substanz:
Lange, von einer fettreichen Schicht umhüllte Nervenzellfortsätze machen etwa 60 % des Hirngewebes aus.

Aufbau des Gehirns
Das Gehirn besteht aus zahlreichen verschiedenen Regionen und Strukturen, die unterschiedliche Aufgaben erfüllen, aber miteinander vernetzt sind. Für viele Hirnfunktionen ist ein Zusammenwirken unterschiedlicher Areale notwendig.

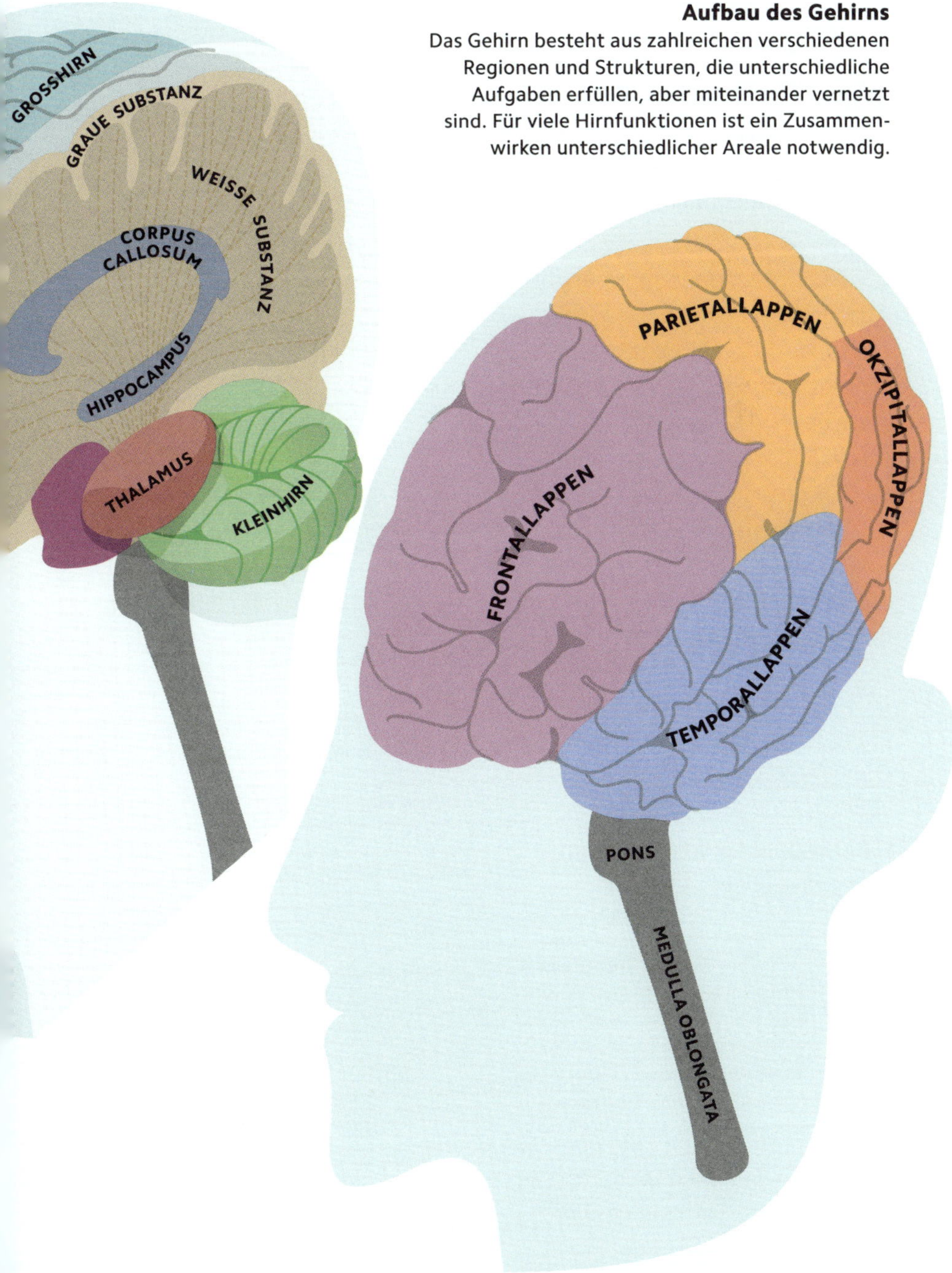

ZWEI HÄLFTEN

Unser Großhirn besteht aus zwei spiegelsymmetrischen Hälften, den Hemisphären. Viele Funktionen des Gehirns werden von beiden Hirnhälften gemeinsam übernommen, doch bei manchen Aufgaben dominiert jeweils eine der beiden Hemisphären. So scheint zum Beispiel das Sprachzentrum bei den meisten Menschen in der linken Hemisphäre zu liegen, während der rechten Hirnhälfte offenbar eine zentrale Rolle beim abstrakten Denken zukommt. Interessanterweise ist die linke Großhirnhälfte für die rechte Körperseite zuständig und umgekehrt. Bei Rechtshändern wird daher der linken Hemisphäre eine motorische Dominanz zugeschrieben, bei Linkshändern der rechten Hemisphäre.

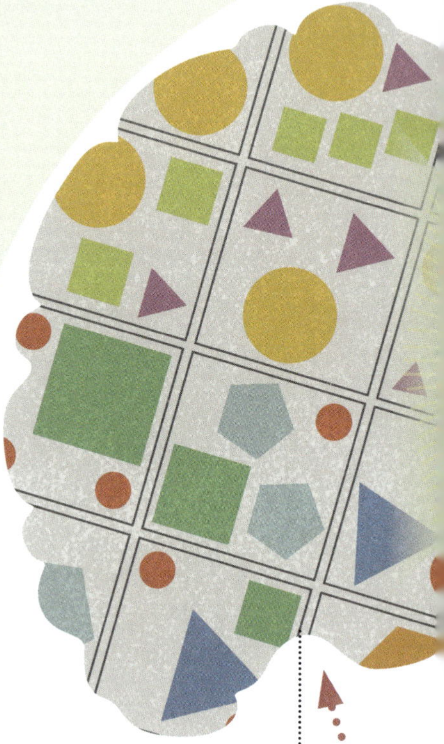

RECHTE GROSS-HIRNHÄLFTE

Räumliche Wahrnehmung, räumliches Vorstellungsvermögen, Zahlenverständnis und Gesichtserkennung werden der rechten Hirnhälfte zugeordnet.

Rechtshändigkeit
Etwa 90 % der Menschen sind Rechtshänder, d. h. sie benutzen insbesondere für die meisten anspruchsvolleren Tätigkeiten die rechte Hand. Dagegen sind nur etwa 50 % der Bevölkerung rechtsfüßig, die andere Hälfte ist eher linksfüßig oder nutzt beide Füße gleichermaßen.

LINKE GROSS-HIRNHÄLFTE

Bei den meisten Menschen wird der überwiegende Teil der Sprachprozesse in der linken Großhirnhälfte verarbeitet.

> **Die beiden Hirnhälften sind durch etwa 200 Mio. Axone miteinander verbunden.**

Linkshändigkeit

Warum manche Menschen Linkshänder sind, ist unklar. Niemand weiß, ob genetische Ursachen oder Umwelteinflüsse für die Händigkeit verantwortlich sind. Es scheint allerdings so zu sein, dass Babys schon im Mutterleib eine Hand öfter benutzen als die andere.

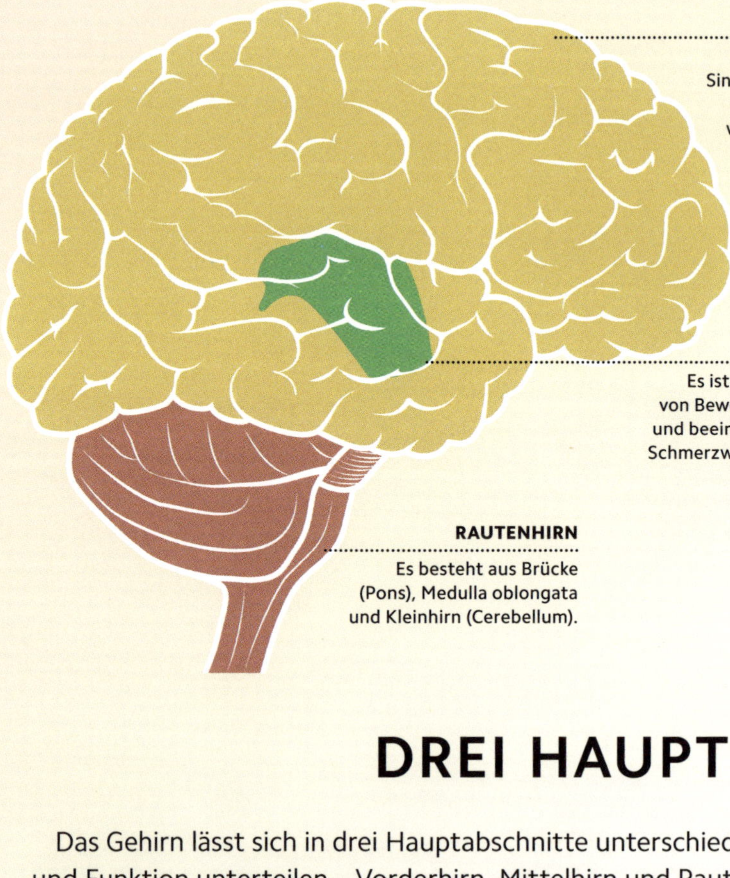

DREI HAUPTTEILE

Das Gehirn lässt sich in drei Hauptabschnitte unterschiedlicher Größe und Funktion unterteilen – Vorderhirn, Mittelhirn und Rautenhirn. Beim Menschen ist das Vorderhirn stark entwickelt und macht fast 90 Prozent des Hirngewichts aus. Zum Vorderhirn gehört auch das Großhirn, dessen stark gefaltete äußere Schicht als Großhirnrinde bezeichnet wird. Das recht kleine Mittelhirn liegt zentral zwischen Vorder- und Rautenhirn. Den größten Teil des Rautenhirns bildet das Kleinhirn, das eine zentrale Rolle bei der Steuerung von Bewegungsabläufen spielt.

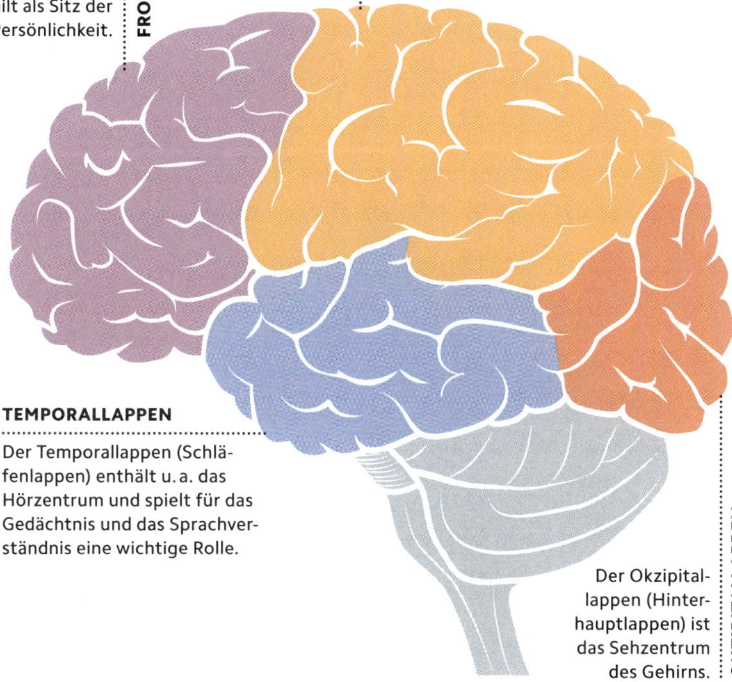

KOMPLEXER KORTEX

Das Großhirn bildet den größten und am höchsten entwickelten Teil des menschlichen Gehirns. Die zahlreichen Falten in seiner Rinde (Kortex) vergrößern deren Oberfläche und erhöhen so die Rechenleistung. Unsere stark entwickelte Großhirnrinde ist zur Verarbeitung hochkomplexer Informationen fähig und unverzichtbar für höhere geistige Aufgaben. Ihr verdanken wir unter anderem unsere im Tierreich einmalige Intelligenz. Die Rinden der beiden Großhirnhälften werden hauptsächlich in vier Lappen mit charakteristischen Funktionen unterteilt.

EMOTIONALES ZENTRUM

Das limbische System im Innern des Gehirns ist nicht nur das Zentrum unserer Emotionen und Triebe, sondern beeinflusst auch beispielsweise unser Gedächtnis und unsere Lernfähigkeit. Die limbischen Strukturen sind eng mit dem Großhirn vernetzt und setzen abhängig von der jeweiligen Situation bestimmte Hormone frei. Diese können zum Beispiel unser Motivationssystem ansprechen und Verlangen auslösen oder unseren Körper auf eine Flucht beziehungsweise einen Kampf vorbereiten.

GEFAHR

Wenn wir uns bedroht fühlen, wird ein als Amygdala bezeichneter Teil des limbischen Systems aktiv und löst entsprechende Furchtreaktionen aus.

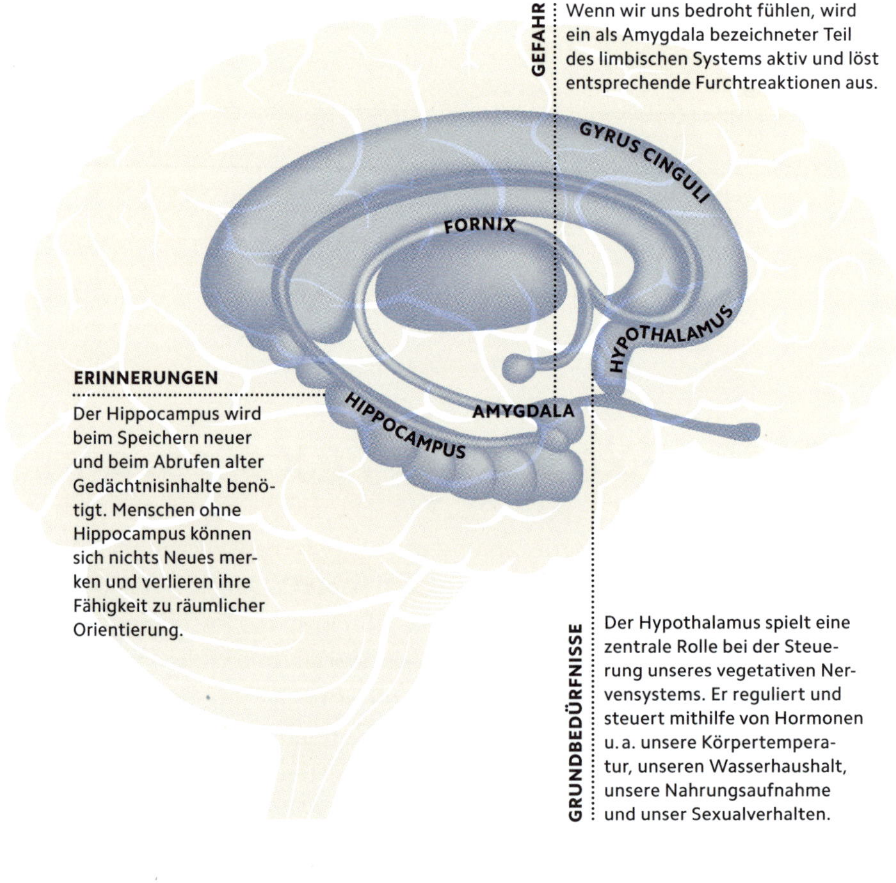

ERINNERUNGEN

Der Hippocampus wird beim Speichern neuer und beim Abrufen alter Gedächtnisinhalte benötigt. Menschen ohne Hippocampus können sich nichts Neues merken und verlieren ihre Fähigkeit zu räumlicher Orientierung.

GRUNDBEDÜRFNISSE

Der Hypothalamus spielt eine zentrale Rolle bei der Steuerung unseres vegetativen Nervensystems. Er reguliert und steuert mithilfe von Hormonen u. a. unsere Körpertemperatur, unseren Wasserhaushalt, unsere Nahrungsaufnahme und unser Sexualverhalten.

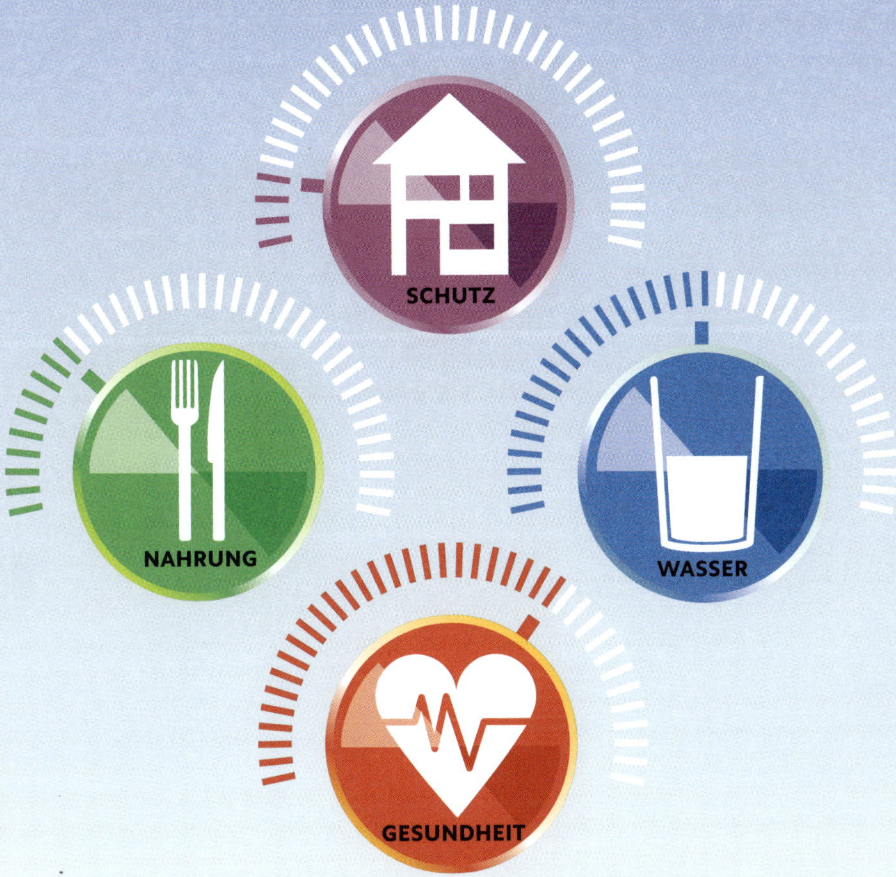

STEUERZENTRALE

Unser Gehirn kontrolliert auch unsere Grundbedürfnisse und teilt uns zum Beispiel mit, wann wir Nahrung oder Wasser brauchen. Außerdem sorgt es dafür, dass unser Körper im Gleichgewicht bleibt und reguliert lebenswichtige Körperwerte wie die Körpertemperatur oder den Sauerstoffgehalt des Bluts. Stellt das Gehirn Unstimmigkeiten fest, veranlasst es uns zum Beispiel zu essen und zu trinken, tiefer zu atmen oder zu schwitzen – und schützt uns so davor, Schaden zu nehmen.

HIRNZELLEN

In unserem Gehirn finden sich fast 90 Milliarden Nervenzellen (Neuronen) – spezialisierte Zellen, die der Übertragung und Verarbeitung elektrischer Signale (Nervenimpulse) dienen. Neuronen bestehen aus einem Zellkörper und verschiedenen Zellfortsätzen. Kurze, verzweigte Fortsätze (Dendriten) nehmen Signale von anderen Neuronen auf, während ein langer Fortsatz (Axon) Nervenimpulse vom Zellkörper ausgehend weiterleitet.

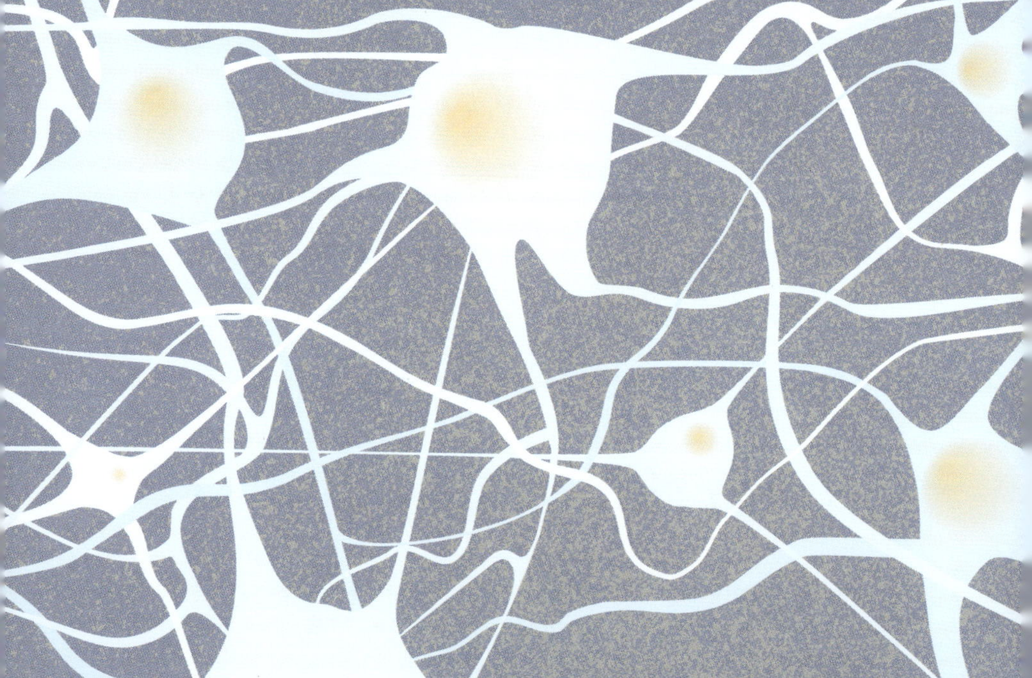

Netz aus Nervenzellen
Miteinander verbundene Neuronen bilden ein riesiges Netzwerk, das es dem Gehirn ermöglicht, zahllose Informationen gleichzeitig zu verarbeiten.

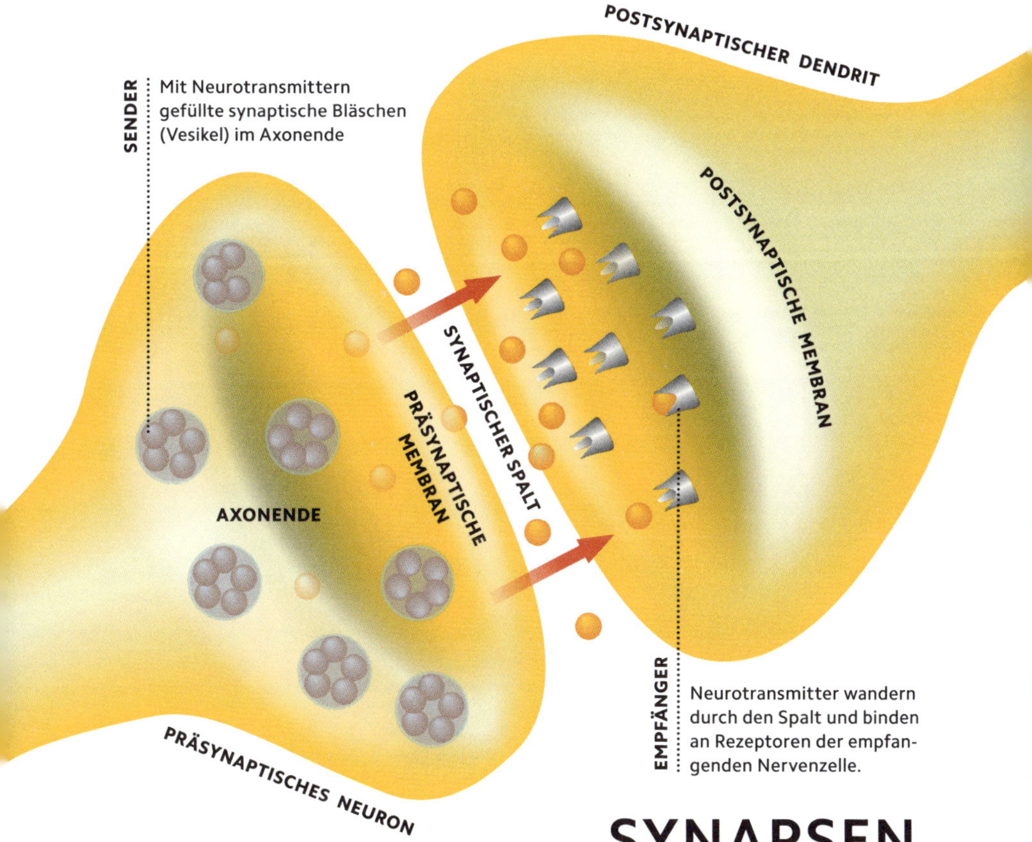

SYNAPSEN

Die Verbindungsstelle zwischen Nervenzellen wird als Synapse bezeichnet. Neuronen sind durch einen winzigen Spalt voneinander getrennt, der für elektrische Nervenimpulse eine Barriere darstellt. Daher werden Nervensignale an Synapsen in Form von Botenstoffen (Neurotransmittern) übertragen, die von der sendenden (präsynaptischen) Zelle aus Vesikeln ausgeschüttet werden. Diese wandern durch den synaptischen Spalt und lösen am empfangenden (postsynaptischen) Neuron einen Nervenimpuls aus. Auf diese Weise setzt die Information ihre Reise fort.

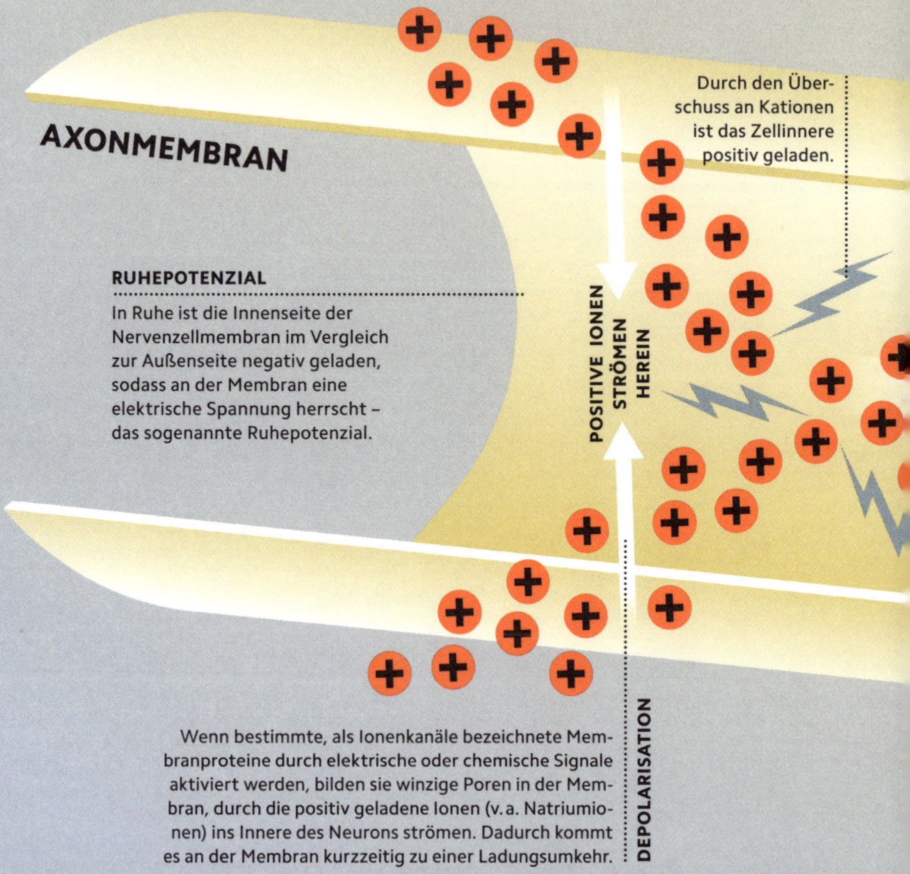

INFORMATIONSÜBERTRAGUNG

Informationen werden im Gehirn wie auch im übrigen Nervensystem entlang elektrischer Nervenbahnen übertragen, die von den Axonen der Nervenzellen gebildet werden. Werden Neuronen ausreichend stark erregt, kommt es am Axonursprung der Nervenzellen zu einer Änderung des Ruhepotenzials der Zellmembran, die als Aktionspotenzial bezeichnet wird. Aktionspotenziale wandern als Nervenimpulse die Axonmembran entlang und erregen über Synapsen benachbarte Neuronen, bei denen es ebenfalls zur Ausbildung eines Aktionspotenzials kommt, sofern die durch einen Reiz ausgelöste Veränderung des Ruhepotenzials groß genug ist.

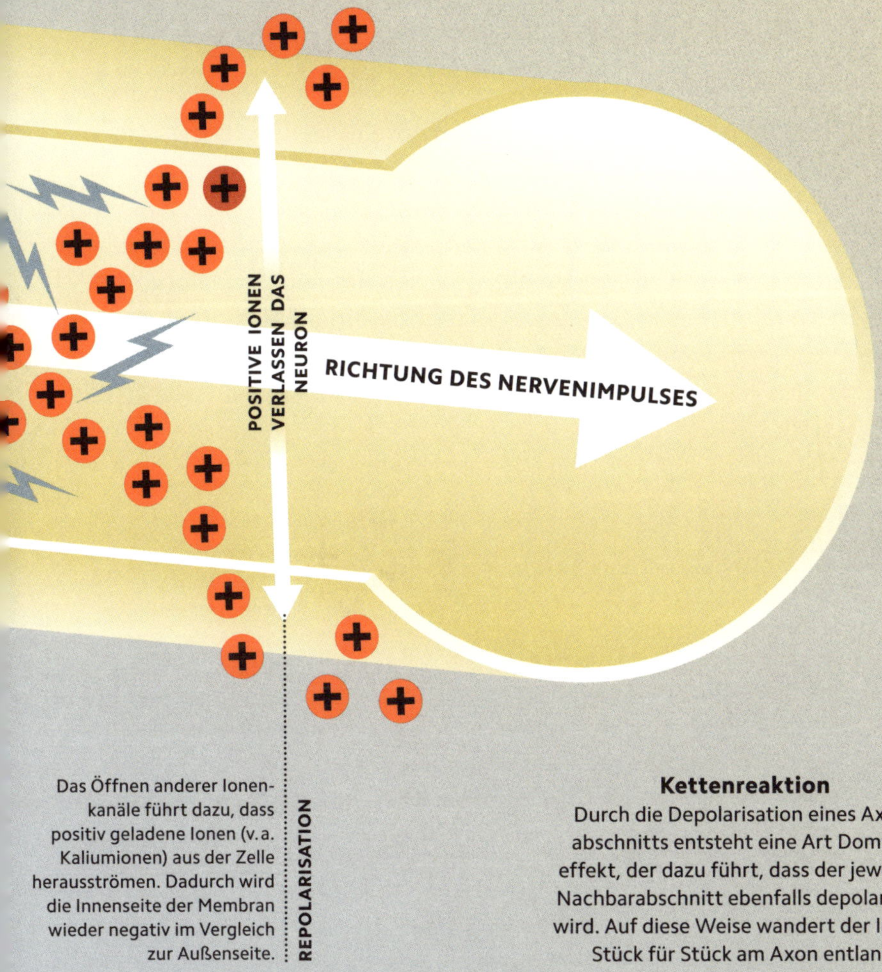

Das Öffnen anderer Ionenkanäle führt dazu, dass positiv geladene Ionen (v.a. Kaliumionen) aus der Zelle herausströmen. Dadurch wird die Innenseite der Membran wieder negativ im Vergleich zur Außenseite.

Kettenreaktion

Durch die Depolarisation eines Axonabschnitts entsteht eine Art Dominoeffekt, der dazu führt, dass der jeweilige Nachbarabschnitt ebenfalls depolarisiert wird. Auf diese Weise wandert der Impuls Stück für Stück am Axon entlang.

Manche Neuronen des Kleinhirns empfangen über ihre Dendriten Signale von bis zu 200 000 anderen Neuronen.

ARTEN VON GEHIRNWELLEN

Wenn Neurologen die elektrische Aktivität des Gehirns untersuchen wollen, platzieren sie Elektroden auf der Kopfhaut von Testpersonen und machen ein Elektroenzephalogramm (EEG). Dabei messen sie Gehirnwellen – Spannungsschwankungen auf der Kopfoberfläche –, die durch Unterschiede in der Aktivität der Hirnneuronen hervorgerufen und durch das EEG sichtbar gemacht werden. Abhängig von der Schwankungsfrequenz werden fünf Arten von Gehirnwellen unterschieden, die sich jeweils bestimmten mentalen Zuständen zuordnen lassen.

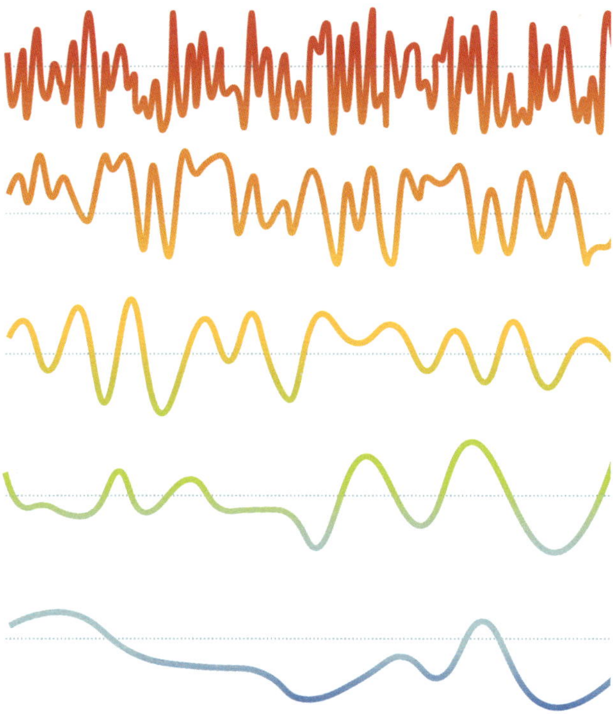

GAMMA
Hochfrequente Gamma-Wellen treten u. a. bei Lernprozessen auf.

BETA
Beta-Wellen zeigen oft Konzentration und mentale Aktivität an.

ALPHA
Diese Wellen dominieren in entspannter Ruhe und bei geschlossenen Augen.

THETA
Theta-Wellen treten v. a. während leichter Schlafphasen auf.

DELTA
Niederfrequente Delta-Wellen sind typisch für Tiefschlafphasen.

Schnelle und langsame Wellen
Die Frequenz von Delta-Wellen liegt bei 0,5–4 Hz (Schwankungen pro Sekunde), die schneller Gamma-Wellen bei 30–100 Hz.

GEHIRNTRAINING

Die Hirnforschung hat herausgefunden, dass Menschen lernen können, ihre eigene Gehirnaktivität zu beeinflussen, wenn man ihnen in Echtzeit Feedback zu ihrem Elektroenzephalogramm (EEG) gibt. Ängstlichkeit zum Beispiel geht oft mit bestimmten Gehirnwellen einher. Wenn man eine Person darüber informiert, dass die entsprechende Hirnaktivität in ihrem EEG erkennbar ist, kann diese Mentaltechniken entwickeln, die das EEG verändern und damit zu einer Verringerung der Ängstlichkeit beitragen. Derzeit wird untersucht, ob die Methode langfristigen Nutzen für die geistige Gesundheit hat.

DATENERFASSUNG

Am Kopf angebrachte Elektroden messen die Aktivität der Gehirnwellen.

ANALYSE

Mithilfe eines EEGs kann die Hirnaktivität aufgezeichnet und in Echtzeit überwacht werden.

FEEDBACK

Die Testperson erhält das Ergebnis der Hirnwellenmessung. In der Folge kann sie versuchen, die Aktivität ihres Gehirns zu verändern.

MENTALTECHNIK

Entspannende Klänge oder Musik zu hören, kann Angst reduzieren und beim Entwickeln von Mentaltechniken helfen.

DAS PLASTISCHE GEHIRN

Das menschliche Gehirn gilt als plastisches Organ, denn es ist in der Lage, sich ein Leben lang zu verändern. Die Veränderungen können durch vielfältige Ursachen ausgelöst werden, beispielsweise durch das Abspeichern neuer Gedächtnisinhalte, durch Lernprozesse oder auch durch Hirnschädigungen. Oftmals wird zwischen funktioneller und struktureller Plastizität des Gehirns unterschieden. Bei der funktionellen Plastizität wird die Stärke der synaptischen Übertragung verändert. Bei der strukturellen Plastizität kommt es zu anatomischen Veränderungen, etwa der Bildung neuer Synapsen, Dendriten oder Axone.

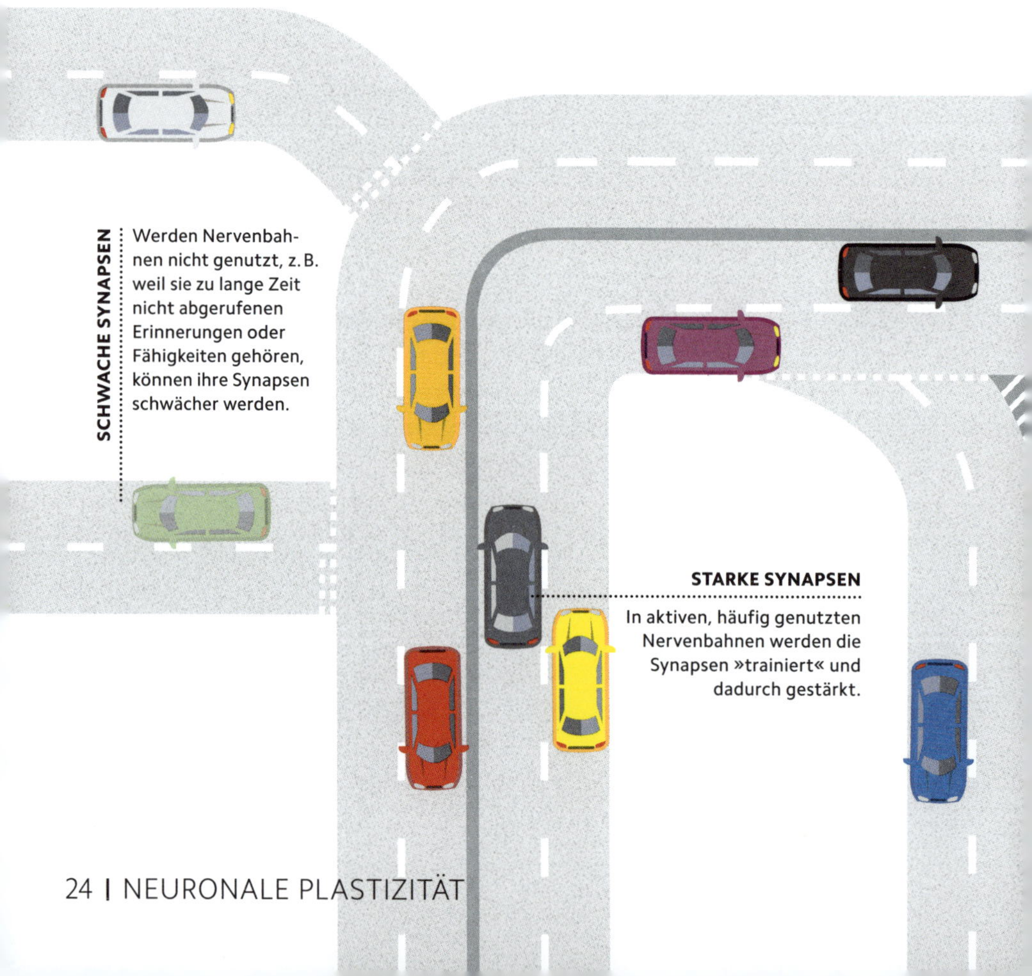
SCHWACHE SYNAPSEN
Werden Nervenbahnen nicht genutzt, z. B. weil sie zu lange Zeit nicht abgerufenen Erinnerungen oder Fähigkeiten gehören, können ihre Synapsen schwächer werden.
STARKE SYNAPSEN
In aktiven, häufig genutzten Nervenbahnen werden die Synapsen »trainiert« und dadurch gestärkt.

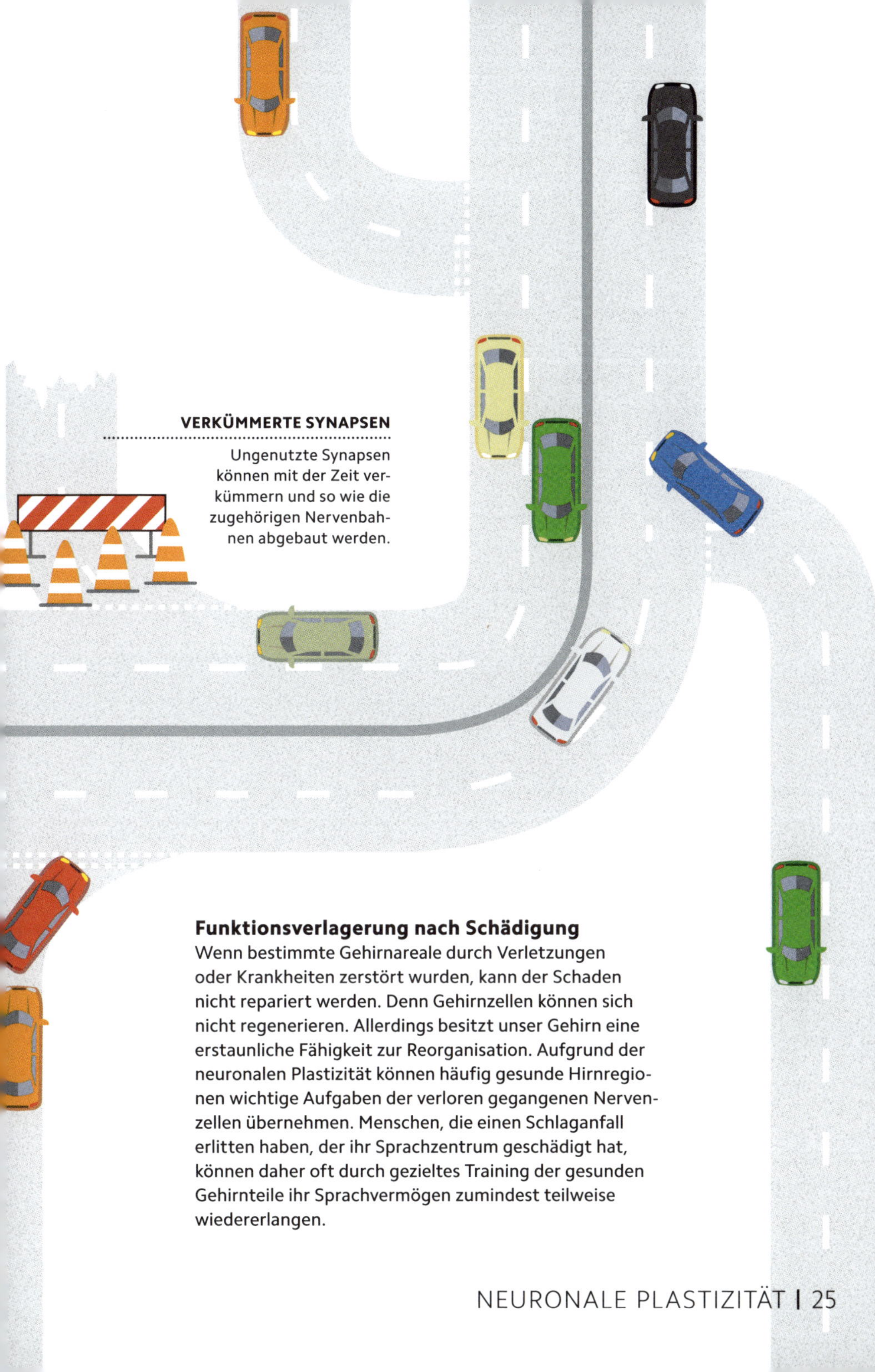

VERKÜMMERTE SYNAPSEN

Ungenutzte Synapsen können mit der Zeit verkümmern und so wie die zugehörigen Nervenbahnen abgebaut werden.

Funktionsverlagerung nach Schädigung

Wenn bestimmte Gehirnareale durch Verletzungen oder Krankheiten zerstört wurden, kann der Schaden nicht repariert werden. Denn Gehirnzellen können sich nicht regenerieren. Allerdings besitzt unser Gehirn eine erstaunliche Fähigkeit zur Reorganisation. Aufgrund der neuronalen Plastizität können häufig gesunde Hirnregionen wichtige Aufgaben der verloren gegangenen Nervenzellen übernehmen. Menschen, die einen Schlaganfall erlitten haben, der ihr Sprachzentrum geschädigt hat, können daher oft durch gezieltes Training der gesunden Gehirnteile ihr Sprachvermögen zumindest teilweise wiedererlangen.

HIRNSCANS

Um lebende menschliche Gehirne zu erforschen, wird häufig die sogenannte Magnetresonanztomografie (MRT) eingesetzt. Dieses bildgebende Verfahren liefert mithilfe von starken Magnetfeldern und Radiowellen detailreiche Bilder weicher Organe des Körperinneren. MRT-Hirnscans können zum Beispiel zur Diagnose von Hirnerkrankungen verwendet werden. Die funktionelle Magnetresonanztomografie (fMRT) macht die Durchblutungssituation des Gehirns sichtbar. Da aktive Hirnareale stärker durchblutet werden, lässt sich mithilfe der fMRT zeigen, welche Hirnregionen an bestimmten Hirnfunktionen beteiligt sind.

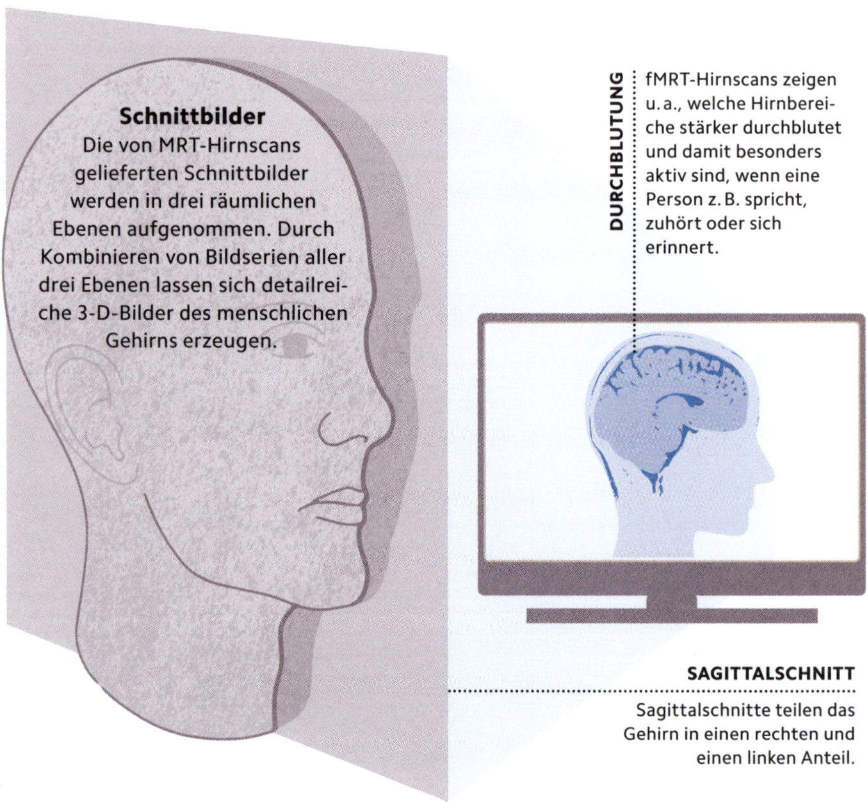

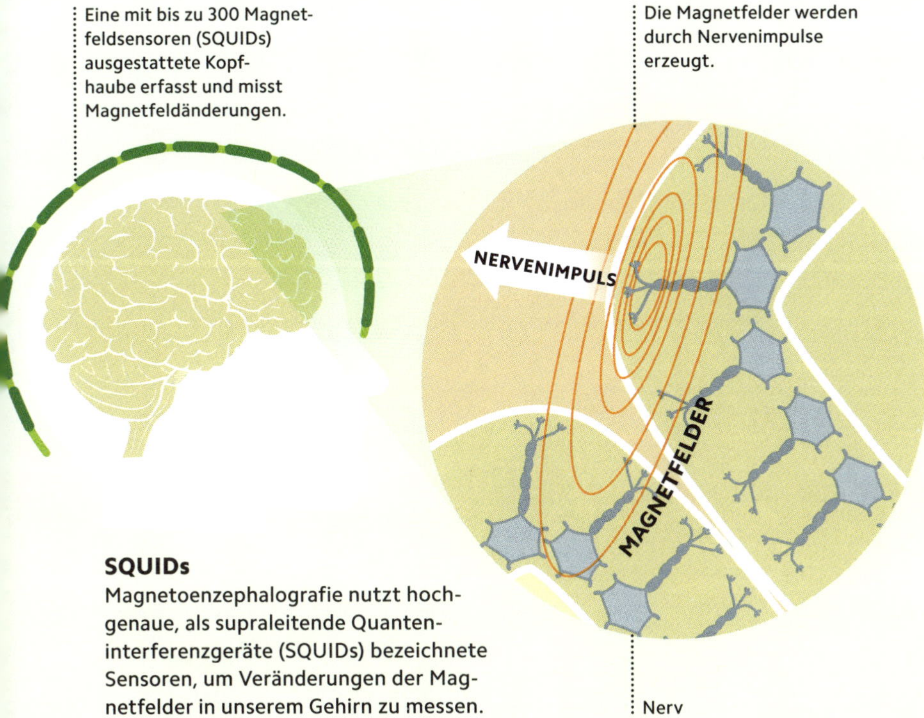

SQUIDs
Magnetoenzephalografie nutzt hochgenaue, als supraleitende Quanteninterferenzgeräte (SQUIDs) bezeichnete Sensoren, um Veränderungen der Magnetfelder in unserem Gehirn zu messen.

MAGNETISCHE AKTIVITÄT

Die elektrischen Impulse des Gehirns erzeugen sehr schwache magnetische Felder, die sich abhängig von der Hirnaktivität ständig verändern. Forschende nutzen die Magnetoenzephalografie (MEG), um die magnetische Aktivität des Gehirns zu messen und dabei gewissermaßen dem Gehirn bei der Arbeit zuzusehen. Aufgrund der sehr hohen zeitlichen Auflösung im Millisekundenbereich lassen sich mit der MEG auch extrem rasch ablaufende Hirnprozesse sicher erfassen und lokalisieren.

DIE WELT SINNE

D E R

Die klassischen fünf Sinne Sehen, Hören, Riechen, Schmecken und Tasten kennt fast jeder. Doch wir haben noch mehr Sinne, mit denen wir die Welt um uns und in uns wahrnehmen können. Dazu gehören unter anderem die Propriozeption, die Informationen über Bewegungen, Haltung und die Lage unseres Körpers im Raum vermittelt, die Enterozeption, die Informationen über die Tätigkeit und den Zustand innerer Organe liefert, und die Thermorezeption (Temperatursinn). Durch Reize angeregte Sinneszellen in unseren Sinnesorganen lösen Nervenimpulse aus, die ans Gehirn weitergeleitet werden. Dort werden die Informationen erkannt, verarbeitet und teilweise auch bewusst gemacht.

DIE WELT WAHRNEHMEN

Unser Gehirn wird permanent mit einer ungeheuren Fülle von Informationen über unsere Umwelt und über uns selbst gefüttert. Es erhält die Daten von Sinnesorganen und Sinneszellen, die jeweils auf die Aufnahme bestimmter physikalischer oder chemischer Reize spezialisiert sind. Von den Sinneszellen ausgelöste Nervenimpulse wandern über Nerven zu den zugehörigen Zentren im Gehirn, wo die Sinnesinformationen verarbeitet und teilweise an andere Hirnareale weitergeleitet werden. Auf diese Weise entsteht in unserem Kopf ein vielfältiges Bild unserer Welt.

Riechen
Der Mensch kann vermutlich Milliarden unterschiedliche Gerüche wahrnehmen. Der Geruchssinn ist der einzige Sinn, der eine direkte Verbindung zu Gehirnarealen hat, die für unser Gedächtnis und unsere Gefühle zuständig sind.

Sehen
Unsere Augen nehmen Lichtstrahlen, die von Objekten reflektiert werden, wahr und senden Nervenimpulse an den Okzipitallappen des Großhirns, in dem das Sehzentrum liegt. Dadurch können wir Objekte in Sekundenbruchteilen erkennen.

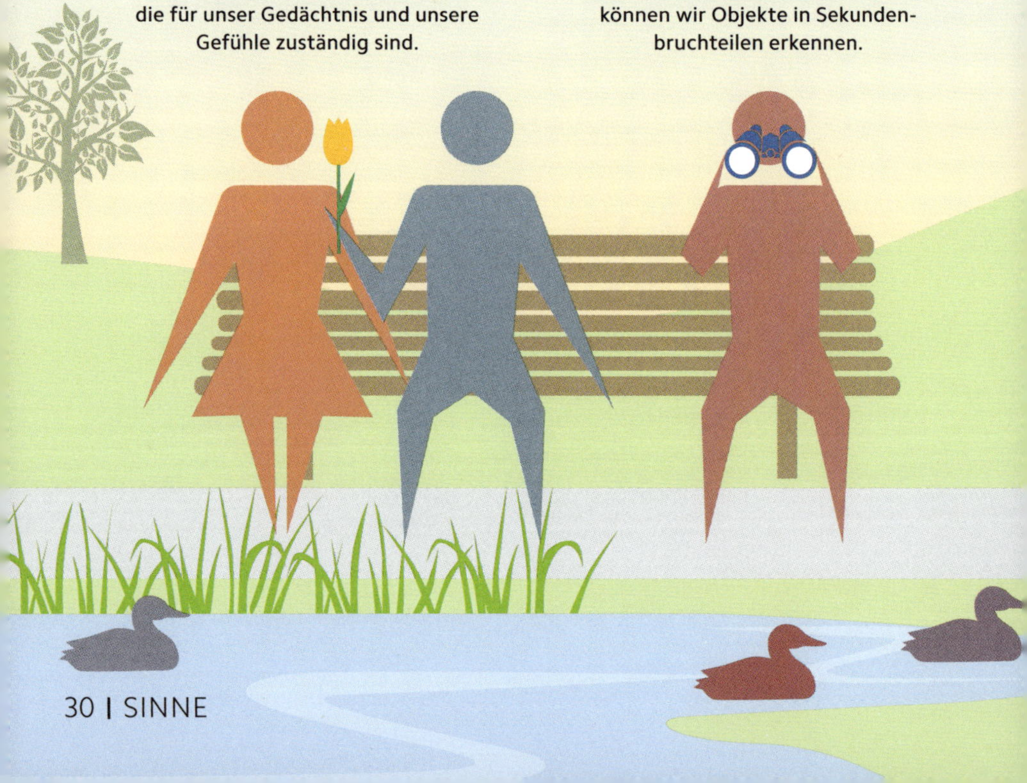

Schmecken

Für die Geschmackswahrnehmung sind der primäre und der sekundäre gustatorische Kortex des Gehirns zuständig. Erst die Verschaltung zahlreicher Sinnesreize in diesen Arealen führt zum Geschmackserlebnis.

Hören

Unsere Ohren können Schall wahrnehmen – mechanische Schwingungen der Luft, die sich in Form von Druckwellen (Schallwellen) ausbreiten. Die Schallwellen werden im Innenohr in Nervenimpulse umgewandelt und ans Gehirn übertragen.

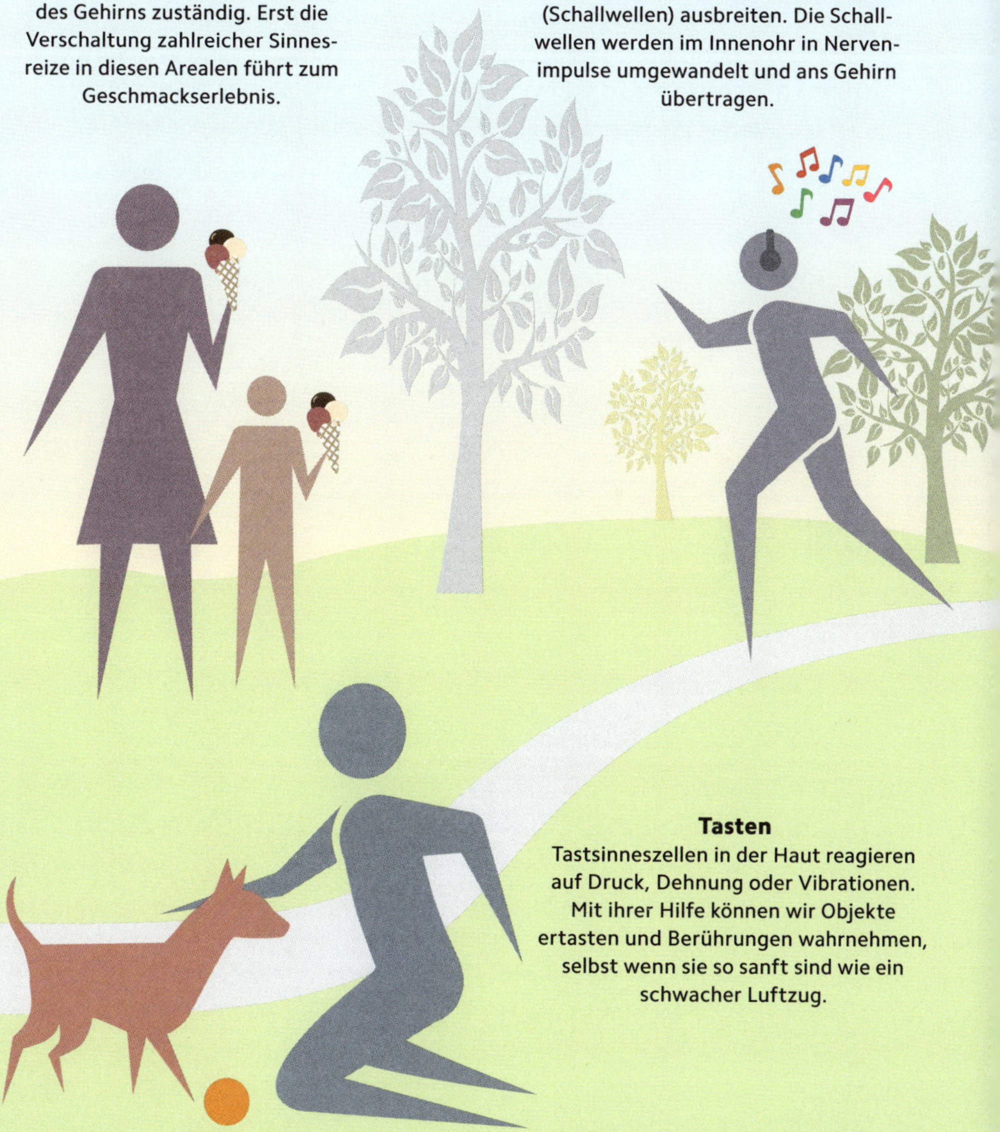

Tasten

Tastsinneszellen in der Haut reagieren auf Druck, Dehnung oder Vibrationen. Mit ihrer Hilfe können wir Objekte ertasten und Berührungen wahrnehmen, selbst wenn sie so sanft sind wie ein schwacher Luftzug.

VISUELLE PFADE

Das Sehen beginnt, wenn Licht auf die Netzhaut (Retina) fällt. Die Retina kleidet die Innenseite der Augenwand aus und kann als vorgelagerter Teil des Gehirns angesehen werden. Sie enthält zahlreiche Lichtsinneszellen (Fotorezeptoren), die dem Farbensehen bei Tag (Zapfen) oder dem Dämmerungssehen (Stäbchen) dienen. Werden die Sinneszellen angeregt, lösen sie Nervenimpulse aus, die über den Sehnerv zum Thalamus und von dort weiter zum visuellen Kortex (Sehzentrum) gelangen, wo die bewusste visuelle Wahrnehmung stattfindet.

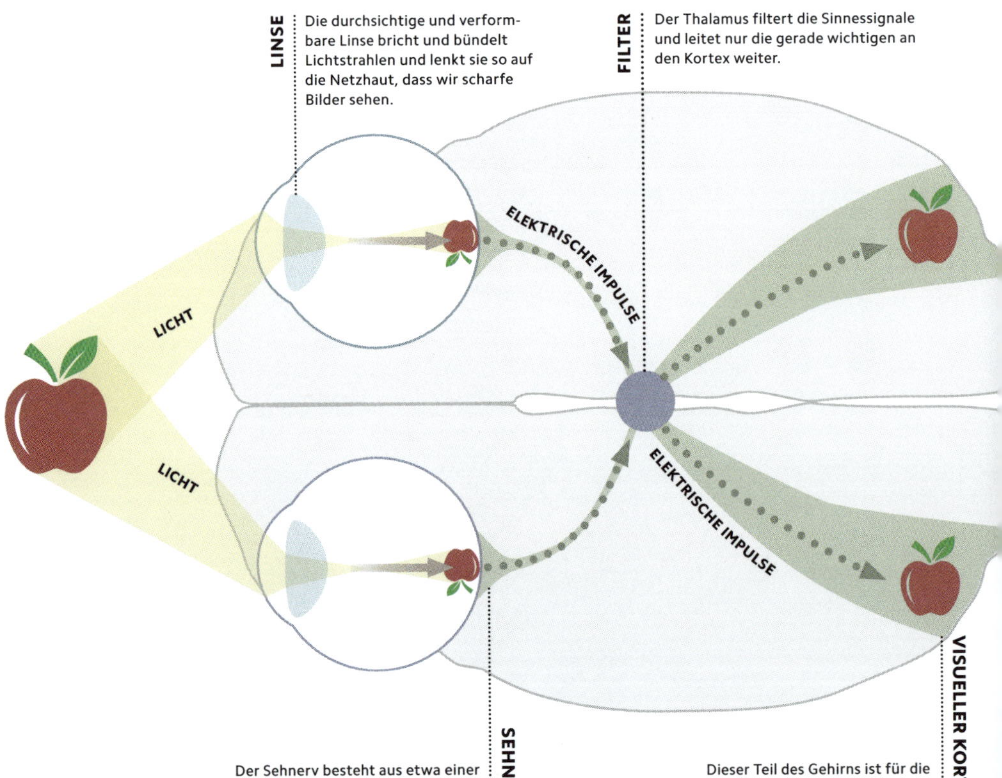

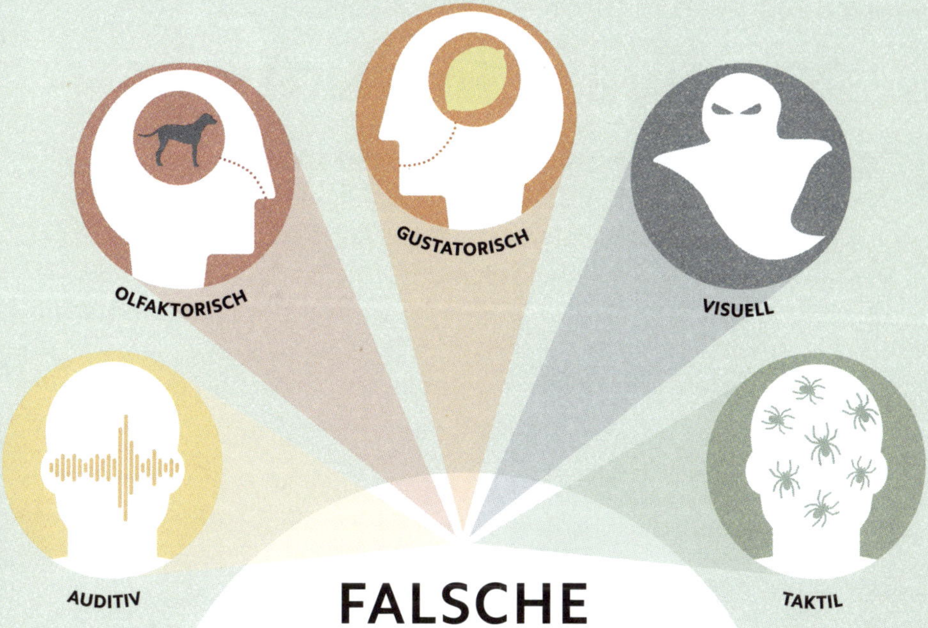

FALSCHE ANNAHMEN

Halluzinationen sind Trugwahrnehmungen, denen keine äußeren Sinnesreize zugrunde liegen. Wer halluziniert, sieht, hört, riecht, schmeckt oder fühlt etwas, das real gar nicht existiert. Halluzinationen können auftreten, wenn für Sinnesinformationen zuständige Zentren im Gehirn aktiv werden, ohne dazu vom zugehörigen Sinnesorgan stimuliert worden zu sein. Halluzinierende sind davon überzeugt, dass ihre Wahrnehmung real ist, und können diese nicht als unwirklich erkennen.

POSITIVE SCHWINGUNGEN

Das Ohr wandelt Schwingungen der Luft (Schallwellen) in Nervenimpulse um, die im Gehirn das Hörzentrum (auditiver Kortex) stimulieren. Dieses weist unterschiedliche neuronale Areale auf, die jeweils auf andere Frequenzen (Tonhöhen) reagieren. Weil unsere Ohren ein Stück voneinander entfernt und durch Teile des Kopfs getrennt sind, kommen Schallwellen beim von der Schallquelle abgewandten Ohr ein wenig später und leiser an. Das ermöglicht es dem Gehirn, die Richtung einer Schallquelle zu bestimmen.

Lautstärke und Tonhöhe

Schall ist umso lauter, je größer die Amplitude (maximale Auslenkung) der Luftschwingungen ist. Töne sind umso höher, je größer die Frequenz (Anzahl pro Zeiteinheit) der Schwingungen ist. Wir können Töne unterscheiden, weil die Sinneszellen der Cochlea auf unterschiedliche Schallfrequenzen ansprechen.

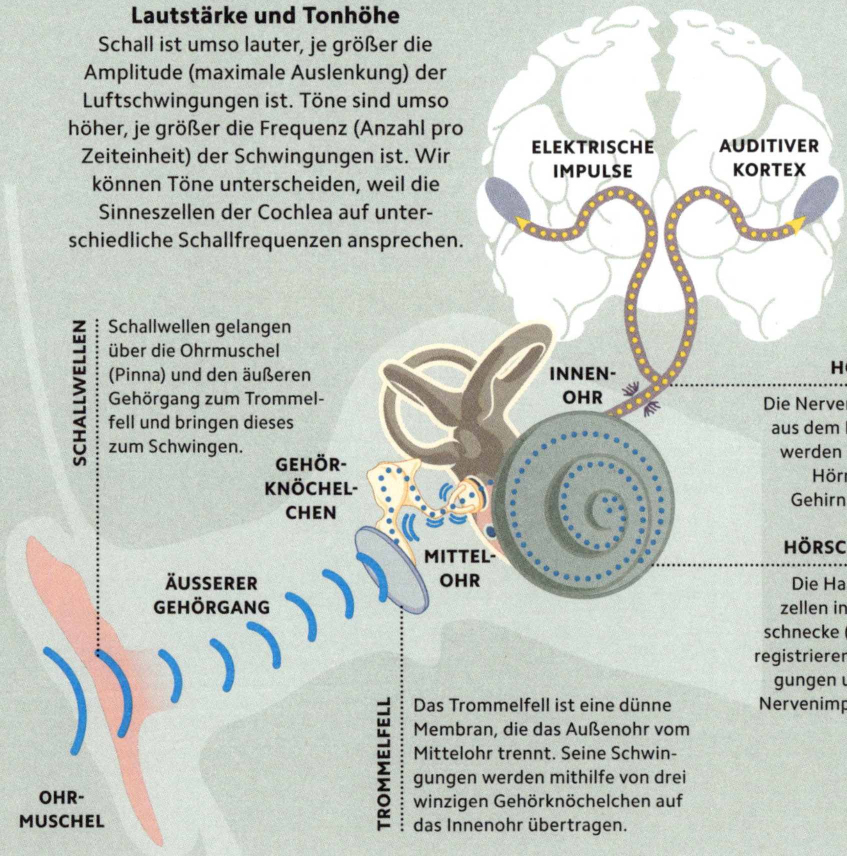

SCHALLWELLEN

Schallwellen gelangen über die Ohrmuschel (Pinna) und den äußeren Gehörgang zum Trommelfell und bringen dieses zum Schwingen.

HÖRNERV

Die Nervenimpulse aus dem Innenohr werden über den Hörnerv zum Gehirn geleitet.

HÖRSCHNECKE

Die Haarsinneszellen in der Hörschnecke (Cochlea) registrieren Schwingungen und lösen Nervenimpulse aus.

TROMMELFELL

Das Trommelfell ist eine dünne Membran, die das Außenohr vom Mittelohr trennt. Seine Schwingungen werden mithilfe von drei winzigen Gehörknöchelchen auf das Innenohr übertragen.

COCKTAILPARTY-EFFEKT

In einer lärmenden Umgebung registrieren unsere Ohren zahllose Umgebungsgeräusche und senden entsprechende Nervenimpulse an unser Gehirn. Dieses wertet die Daten auf einer unbewussten Ebene ihrer Bedeutung nach aus und bahnt nur Geräuschen oder Lauten, die für uns wichtig sind, den Weg in unser Bewusstsein. Die übrigen Umgebungsgeräusche werden mehr oder weniger ausgeblendet.

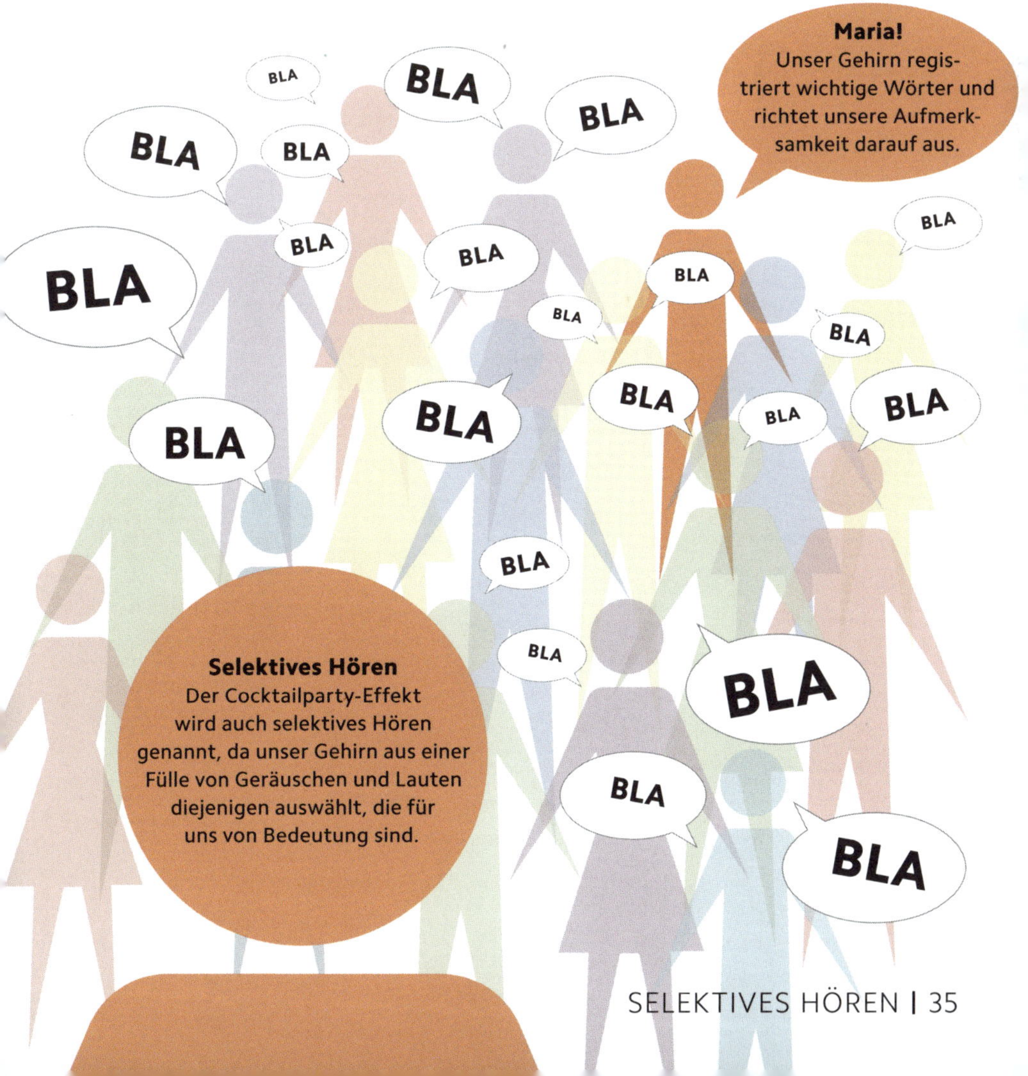
BLA
BLA
BLA
BLA
BLA
Maria!
Unser Gehirn registriert wichtige Wörter und richtet unsere Aufmerksamkeit darauf aus.
BLA
BLA
BLA
BLA
BLA
BLA
BLA
BLA
BLA
BLA
BLA
BLA
BLA
BLA
BLA
BLA
BLA

Selektives Hören
Der Cocktailparty-Effekt wird auch selektives Hören genannt, da unser Gehirn aus einer Fülle von Geräuschen und Lauten diejenigen auswählt, die für uns von Bedeutung sind.

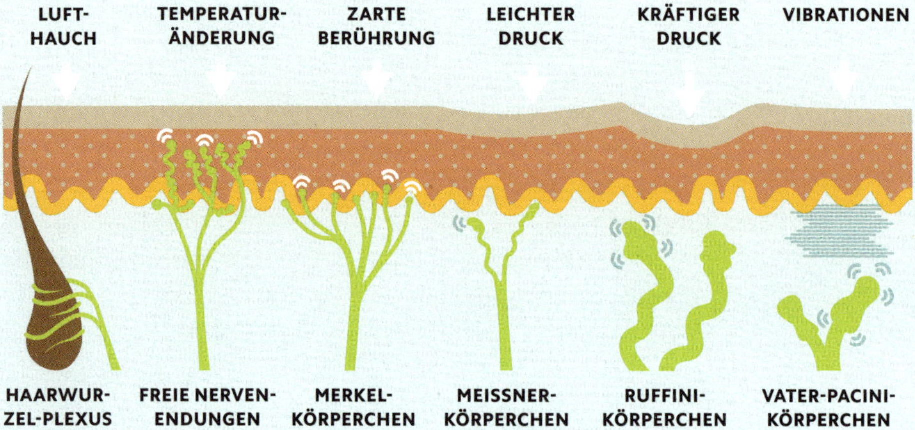

SINNESZELLEN IN DER HAUT

BERÜHRUNGEN

Unsere Haut ist voller Sinneszellen. Manche sprechen auf Kälte, Wärme oder Schmerz an, andere reagieren auf mechanische Reize, wie Dehnung, Vibration und Druck. Letztere heißen Mechanorezeptoren und spielen eine zentrale Rolle für unseren Tastsinn. Besonders viele Tastsinneszellen befinden sich in Hautarealen, mit denen wir häufig Objekte berühren, etwa in den Fingerkuppen oder in den Lippen. Die Informationen der Hautsinneszellen wandern über Nerven, Rückenmark und Thalamus zum somatosensorischen Kortex der Großhirnrinde, wo sie verarbeitet werden.

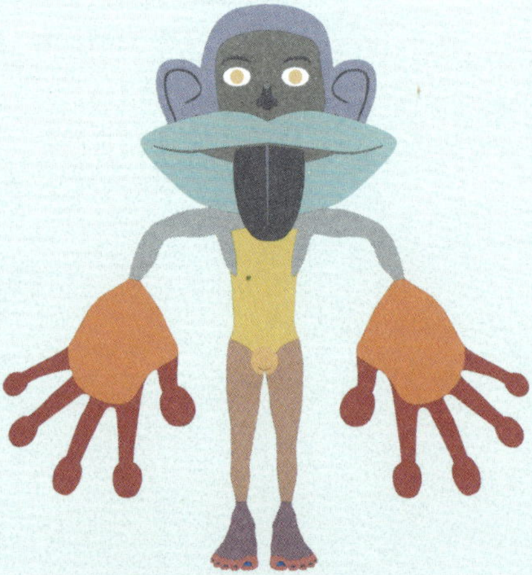

Sensorischer Homunkulus
Ein sensorischer Homunkulus ist ein Körpermodell, dessen Proportionen der sensorischen Bedeutung der jeweiligen Körperteile entsprechen. Reizempfindliche Tastorgane wie Hände oder Lippen sind daher besonders groß dargestellt.

GESCHMACKSERLEBNIS

Auf unserer Zungenoberfläche befinden sich etliche Geschmackspapillen – kleine Erhebungen, in die Geschmacksknospen eingebettet sind, die wiederum jeweils bis zu 100 Geschmackssinneszellen enthalten können. Letztere werden durch Geschmacksstoffe in der Nahrung angeregt. Für jede der fünf bislang bekannten Geschmacksqualitäten süß, sauer, bitter, salzig und umami (herzhaft) gibt es spezifische Geschmacksrezeptoren, die bei Erregung Nervenimpulse auslösen, die ans Gehirn geleitet werden. An unserem Geschmackserlebnis ist zudem der Geruchssinn beteiligt. Daher schmeckt unser Essen oft weniger gut, wenn wir Schnupfen haben.

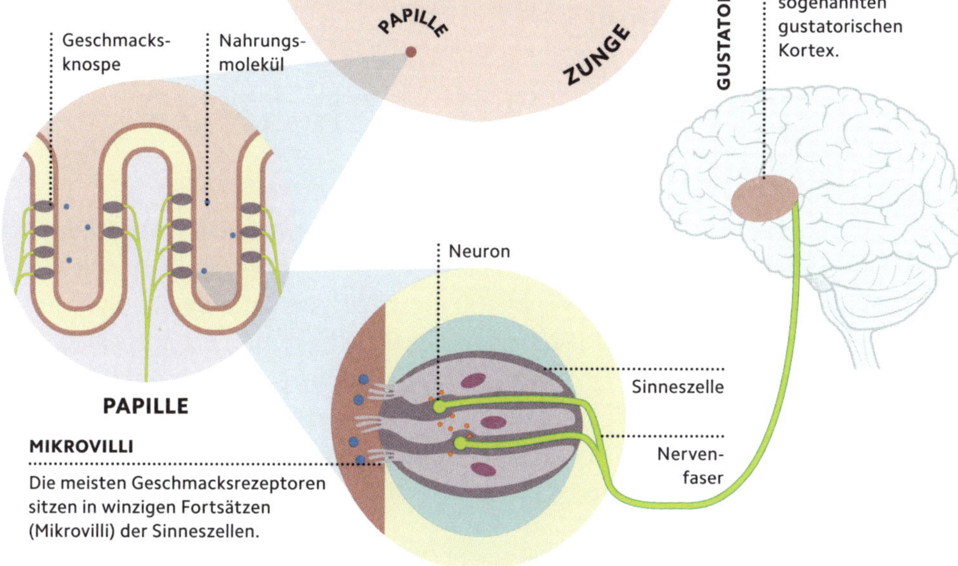

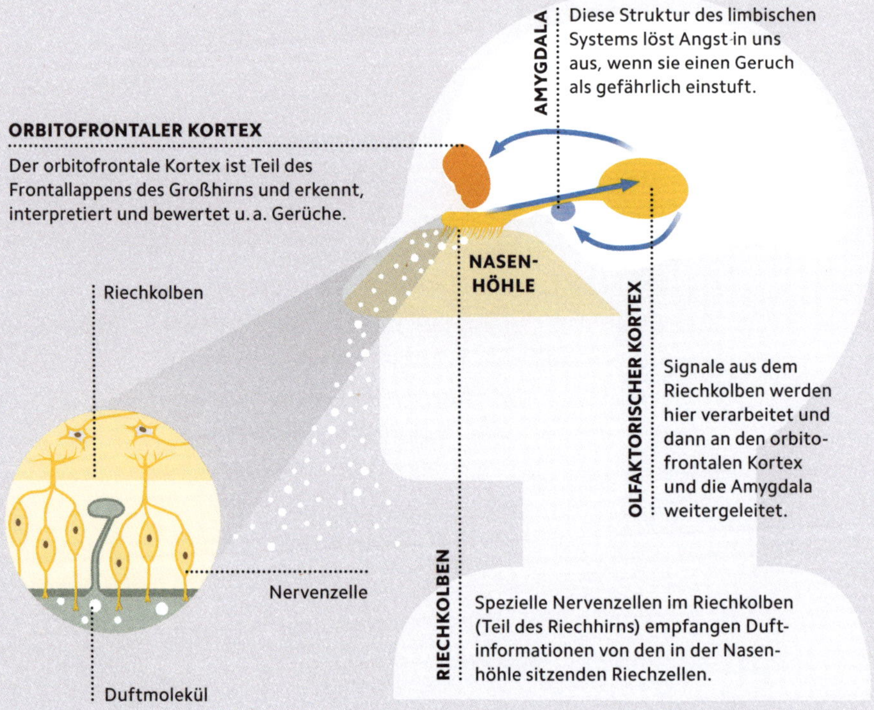

DÜFTEN AUF DER SPUR

Mithilfe des Geruchssinns können wir Geruchsstoffe in der Luft wahrnehmen, wenn wir diese durch die Nase einatmen. Der chemische Sinn basiert auf Millionen Riechzellen in der Riechschleimhaut unserer Nasenhöhle. Wir besitzen etwa 400 Riechzelltypen, die jeweils einen anderen Geruchsrezeptortyp tragen. Gerüche bestehen oft aus vielen Duftkomponenten. Daher senden bei ihrer Wahrnehmung meist zahlreiche Riechzelltypen Nervenimpulse ans Gehirn. Weil der Geruchssinn eng mit dem Gedächtnis und den emotionalen Hirnzentren vernetzt ist, können Gerüche intensive Gefühle und Erinnerungen auslösen.

VERMISCHTE SINNE

Menschen mit sogenannter Synästhesie nehmen zwei oder mehr verschiedene Sinnesmodalitäten wahr, obwohl eigentlich nur ein Sinn angesprochen wurde. Dabei sind die verschiedensten Formen denkbar: Synästheten können zum Beispiel Farben oder Wörter gleichzeitig auch schmecken, Berührungen riechen oder Ziffern hören. Der Grund für dieses neurologische Phänomen liegt darin, dass bei Synästheten Gehirnareale, die unterschiedliche Sinnesreize verarbeiten, lebenslang miteinander verbunden sind und daher zeitgleich aktiv werden, auch wenn die zugrunde liegende Erregung nur von einem Sinnesorgan stammt.

Farbiges Hören

Eine der häufigsten Synästhesieformen ist das sogenannte farbige Hören, bei dem Menschen gleichzeitig Farben wahrnehmen, wenn sie Musik oder Geräusche hören. Ein Ton kann einem Synästheten z. B. als gelb erscheinen, ein anderer als rot.

STIMMU
UND
EMOTIO

NGEN

NEN

Stimmungen sind genau wie Emotionen Gefühlszustände. Sie sind jedoch meist weniger intensiv, dafür aber länger andauernd als Letztere. Sowohl Stimmungen als auch Emotionen haben erheblichen Einfluss auf unser Verhalten und die Art und Weise, wie wir die Welt sehen. Halten extrem positive oder extrem negative Stimmungen unverhältnismäßig lange an, können sie Zeichen einer psychischen Erkrankung, etwa einer Depression oder einer Manie, sein. An der Verarbeitung von Stimmungen und Emotionen sind etliche Hirnareale beteiligt, allerdings kommt dem limbischen System insbesondere im Zusammenhang mit der Entstehung von Gefühlszuständen eine zentrale Bedeutung zu.

KÖRPER UND GEIST

Unsere Emotionen sind nicht nur oftmals intensive psychische Erfahrungen, sondern stets auch mit mehr oder weniger starken körperlichen Reaktionen verbunden. Emotional wirksame Reize veranlassen das Gehirn, die Freisetzung bestimmter Hormone, etwa Testosteron, Adrenalin oder Serotonin, auszulösen. Diese Botenstoffe wiederum führen zu physischen Veränderungen, die zum Beispiel den Herzschlag, die Muskulatur oder den Blutfluss betreffen können.

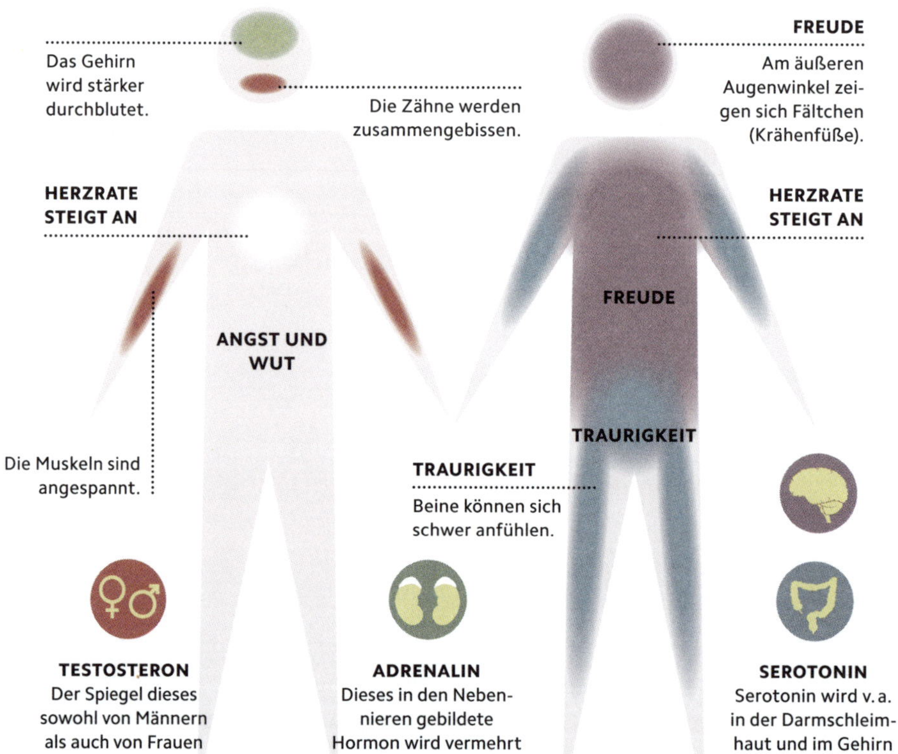

TESTOSTERON
Der Spiegel dieses sowohl von Männern als auch von Frauen produzierten Hormons steigt an, wenn wir wütend sind.

ADRENALIN
Dieses in den Nebennieren gebildete Hormon wird vermehrt freigesetzt, wenn wir uns bedroht fühlen oder Angst haben.

SEROTONIN
Serotonin wird v. a. in der Darmschleimhaut und im Gehirn produziert und hat eine stimmungsaufhellende Wirkung.

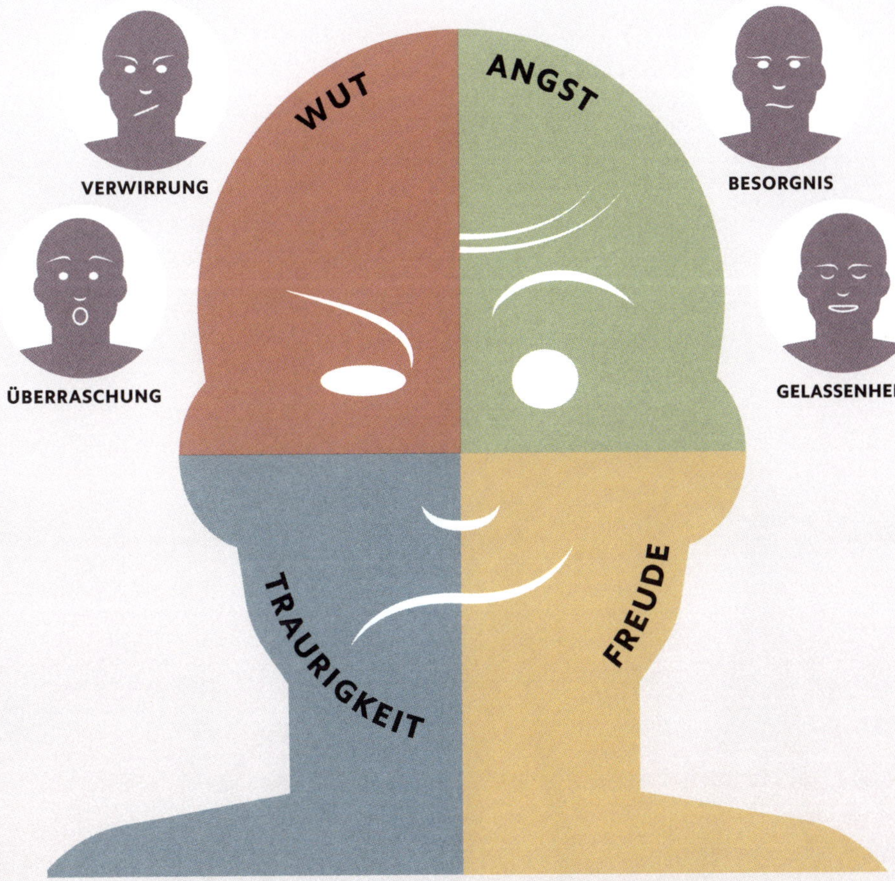

GEFÜHLSSPEKTRUM

In den Neurowissenschaften werden verschiedene Grundgefühle unterschieden, darunter Freude, Wut, Traurigkeit und Angst. Andere, sogenannte abgeleitete Gefühle wie Eifersucht, Enttäuschung, Schuldgefühle oder Heimweh können als eine Art Mischung dieser Basisemotionen aufgefasst werden. Schuldgefühle etwa entstehen durch eine Kombination aus Angst (vor Bestrafung) und Wut (auf uns selbst). Viele Gefühle spiegeln sich in unserem Gesichtsausdruck wider.

Stimmungen sind mentale Zustände, die Emotionen (siehe S. 42f.) sehr ähneln, aber viel länger andauern und weniger offensichtlich mit äußeren Auslösern in Zusammenhang stehen. Selbst wenn wir uns einer bestimmten Stimmung nicht bewusst sind, hat sie doch unterschwellig Auswirkungen auf unsere Wahrnehmung, unsere Gedanken und unser Verhalten. Manche Menschen sind launenhaft und wechseln häufig ihre Stimmung, während sich die Laune bei anderen die meiste Zeit über nur wenig verändert.

IN STIMMUNG

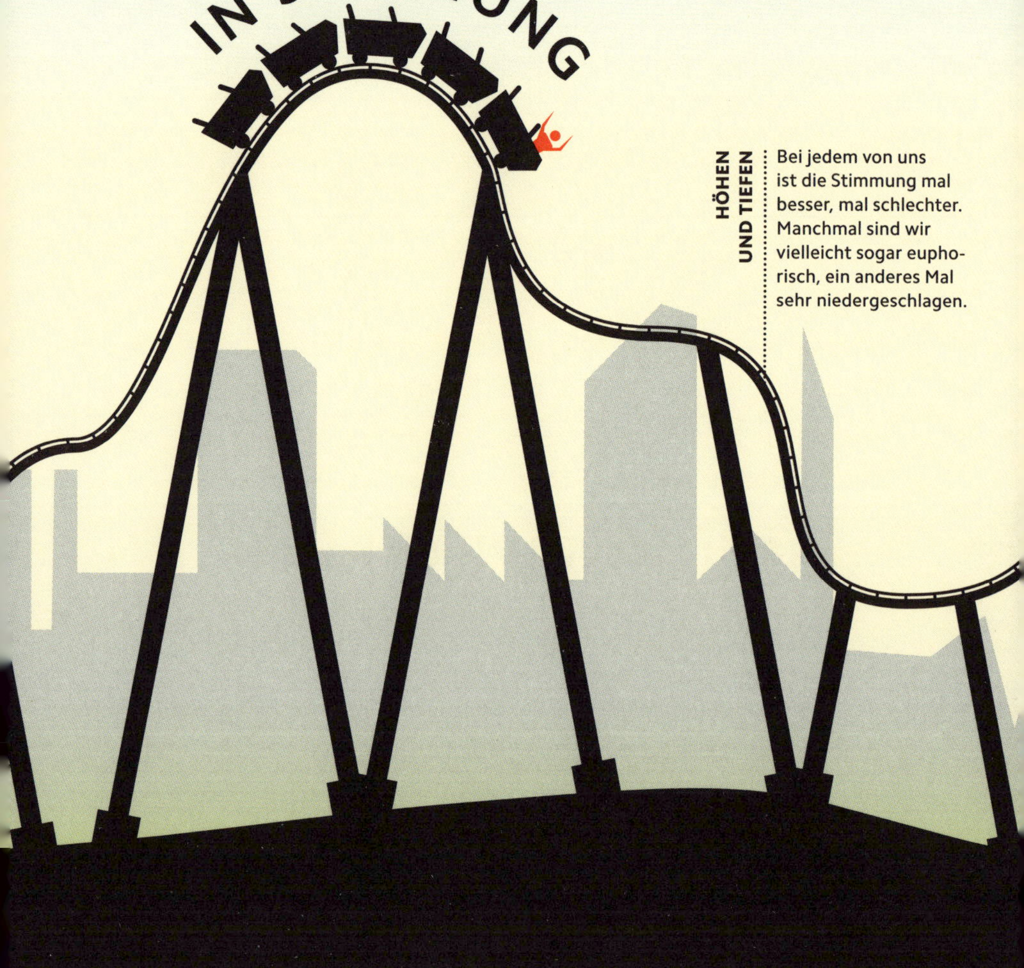

HÖHEN UND TIEFEN Bei jedem von uns ist die Stimmung mal besser, mal schlechter. Manchmal sind wir vielleicht sogar euphorisch, ein anderes Mal sehr niedergeschlagen.

Bipolare Störung

Plötzliche und unvorhersehbare Stimmungsschwankungen sind in der Pubertät häufig und normal. Kommt es jedoch bei Jugendlichen oder Erwachsenen immer wieder zu einem Wechsel zwischen Hochstimmung (Manie) und Depression, kann dies auf eine psychische Erkrankung hindeuten, die als bipolare Störung bezeichnet wird.

> »[Eine bipolare Störung] ist eine Herausforderung, aber sie kann einem auch dabei helfen, das Leben zu meistern.«
>
> Carrie Fisher

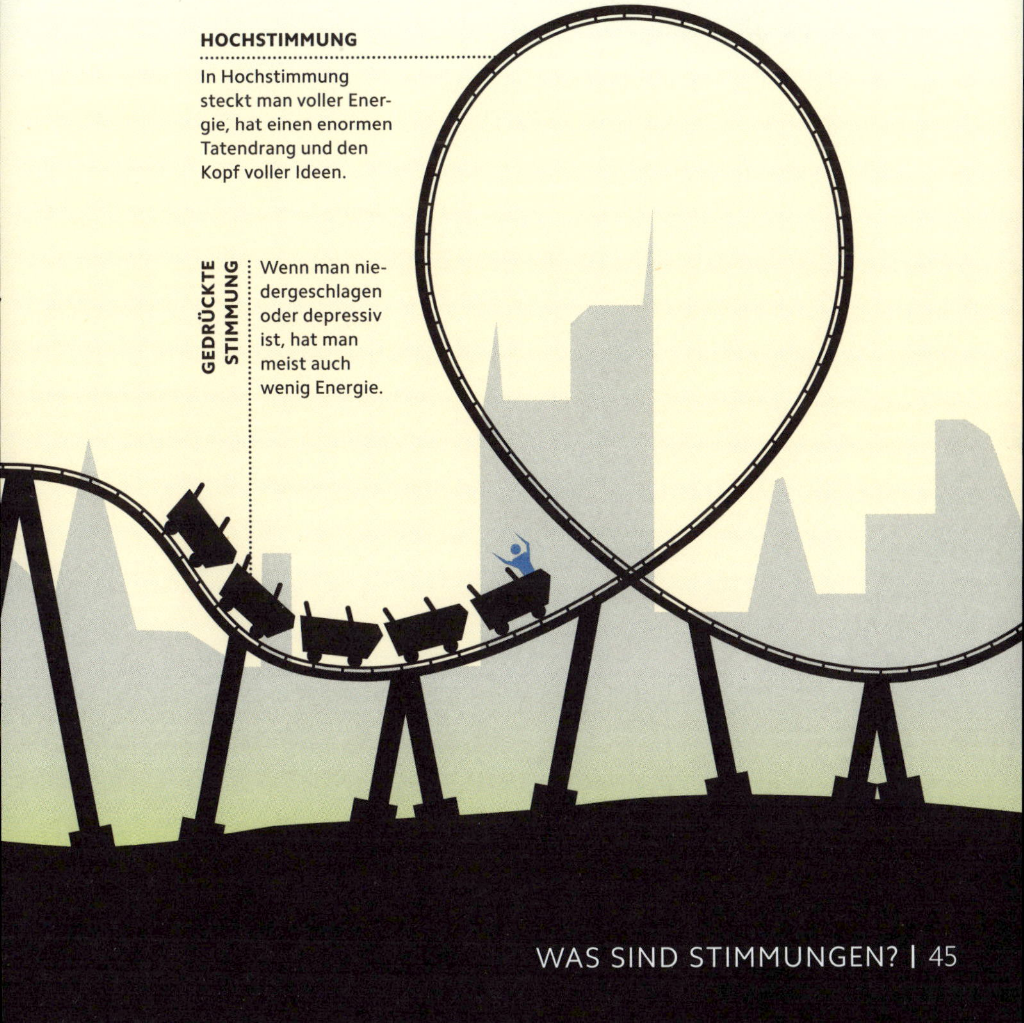

WO EMOTIONEN ENTSTEHEN

Bei der Entstehung von Emotionen spielt die Amygdala – eine kleine, mandelförmige Struktur im limbischen System (siehe S. 16) – eine wichtige Rolle. Sie reagiert sowohl auf Informationen aus der Umwelt als auch auf unsere Gedanken. Stuft sie zum Beispiel eine Situation als gefährlich ein, löst sie Angst in uns aus und leitet die zugehörigen körperlichen Reaktionen ein. Denken wir an ein tragisches oder ärgerliches Ereignis, kann sie uns traurig oder wütend machen.

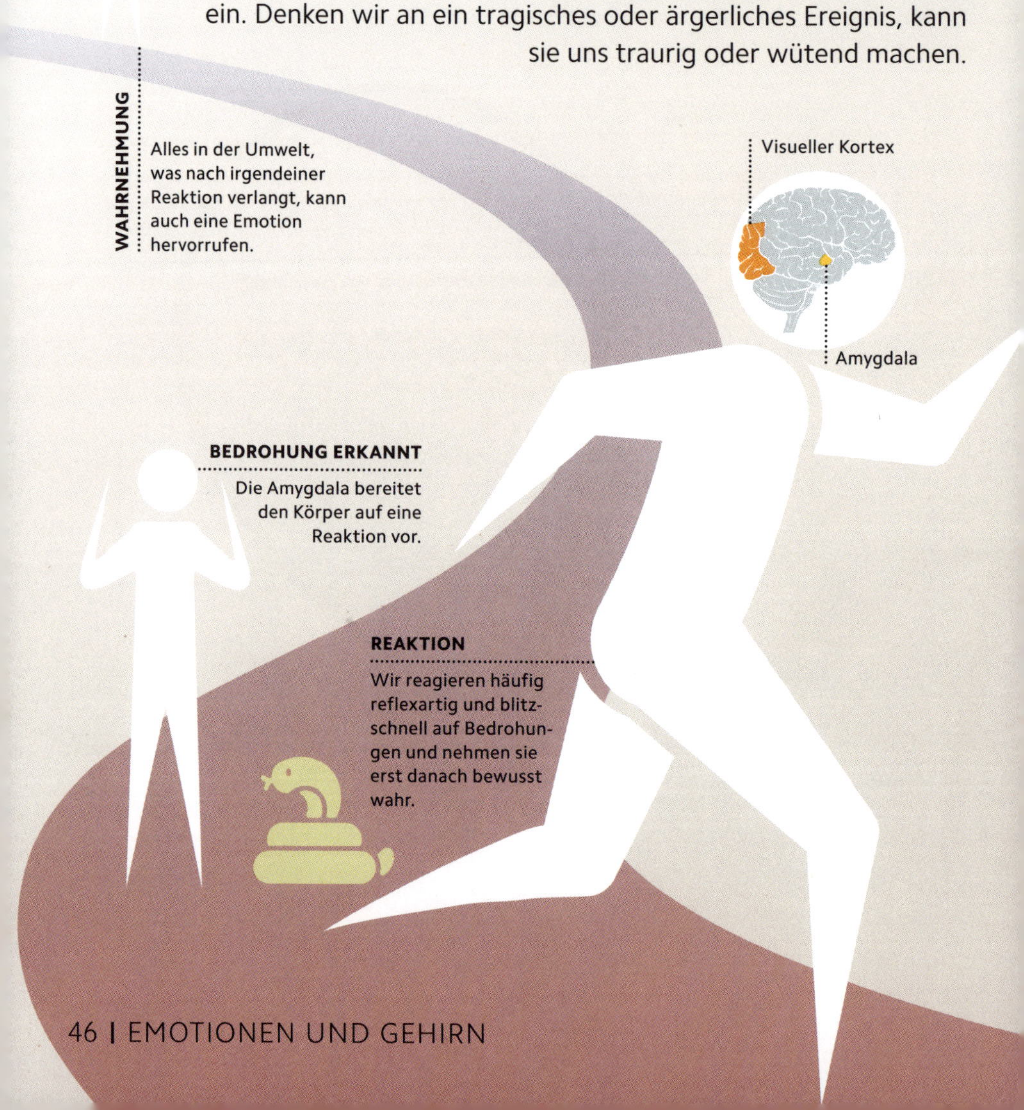

Spitze des Eisbergs
Nur ein kleiner Teil aller emotionalen Körperreaktionen gelangt in unser Bewusstsein.

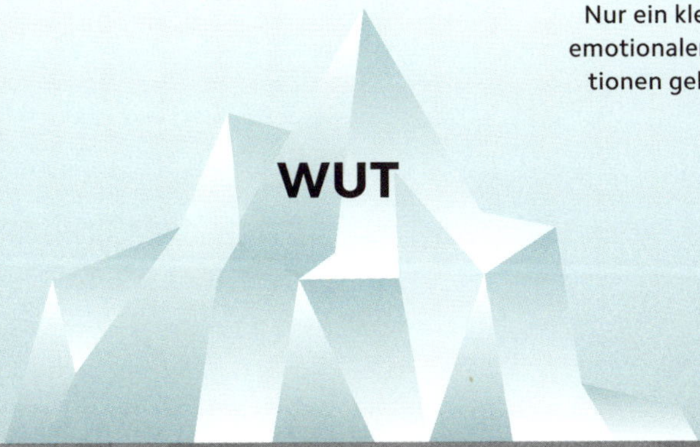

VERBORGENE GEFÜHLE

Die Amygdala reagiert auf ein breites Spektrum an Reizen, darunter die Gesichtsausdrücke anderer Menschen oder ungewöhnliche Anblicke, Geräusche und Gerüche. Die durch die Reize entstehenden Emotionen lösen im Körper fortwährend Anpassungen aus. Diese sind uns oft nicht bewusst, rüsten uns aber dafür, angemessen reagieren zu können. Bewusst werden uns Emotionen gewöhnlich nur, wenn die Aktivität der Amygdala intensiv ist und länger anhält.

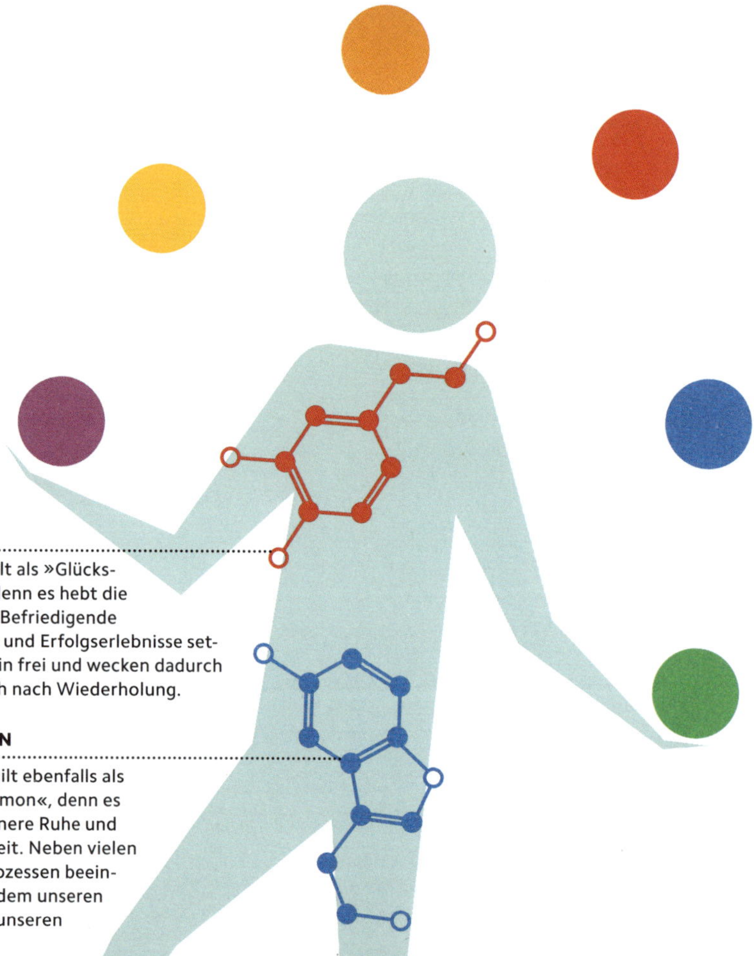

DOPAMIN

Dopamin gilt als »Glückshormon«, denn es hebt die Stimmung. Befriedigende Tätigkeiten und Erfolgserlebnisse setzen Dopamin frei und wecken dadurch den Wunsch nach Wiederholung.

SEROTONIN

Serotonin gilt ebenfalls als »Glückshormon«, denn es sorgt für innere Ruhe und Zufriedenheit. Neben vielen anderen Prozessen beeinflusst es zudem unseren Schlaf und unseren Appetit.

ANGENEHME GEFÜHLE

Die Amygdala ist eine Gehirnstruktur, die eng mit unseren Emotionen verknüpft ist. Sie registriert Umweltreize und arbeitet im Zusammenspiel mit anderen Hirnarealen heraus, ob diese zum Beispiel als nützlich, als nachteilig oder gar als gefährlich einzustufen sind. Wird ein Reiz positiv bewertet – etwa der Geruch leckeren Essens –, löst die Amygdala die Freisetzung des Neurotransmitters Dopamin und damit eine Art Vorfreude in uns aus. Auch das »Wohlfühlhormon« Serotonin wird in als positiv eingestuften Situationen vermehrt ausgeschüttet.

UNANGENEHME GEFÜHLE

Zu negativen Emotionen wie Angst oder Wut kommt es zum Beispiel, wenn wir schlechte Erfahrungen machen oder uns bedroht fühlen. Dann setzt unser Gehirn die sogenannte Kampf-oder-Flucht-Reaktion in Gang – eine Alarmreaktion, die uns in eine erhöhte Abwehr- oder Fluchtbereitschaft versetzt. Dabei werden unter anderem das Stresshormon Adrenalin und der Neurotransmitter Noradrenalin vermehrt freigesetzt. In der Folge steigen Herzleistung und Atemfrequenz sowie Blutdruck und Blutzuckerspiegel, sodass der Körper leistungsfähiger wird.

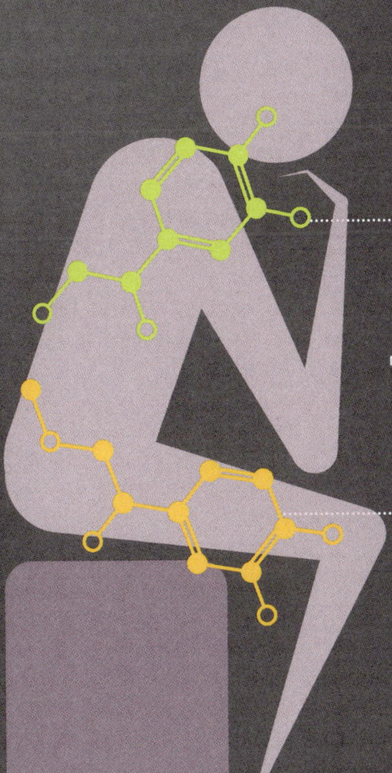

NORADRENALIN

Noradrenalin aktiviert u. a. den Sympathikus – den Teil des vegetativen Nervensystems, der für die Stressreaktion unseres Körpers zuständig ist.

ADRENALIN

Das Hormon Adrenalin wird in Stresssituationen vermehrt ausgeschüttet und setzt Prozesse in Gang, die dem Körper dabei helfen, die Situation zu bewältigen.

DIE MAGIE DER KUNST

Kunstwerke, wie etwa Gemälde, können vielfältige Wirkungen auf uns haben. Sie sind zum Beispiel in der Lage, unsere Fantasie anzuregen und die Welt um uns herum vergessen zu machen. Dass ihnen dies gelingt, hängt auch damit zusammen, dass wir beim Betrachten von Kunst keinerlei Aufgaben nachgehen. Infolgedessen ist das sogenannte Default Mode Network (DMN) oder auch Ruhenetzwerk unseres Gehirns aktiv, das uns reizunabhängiges Denken und Tagträumerei ermöglicht.

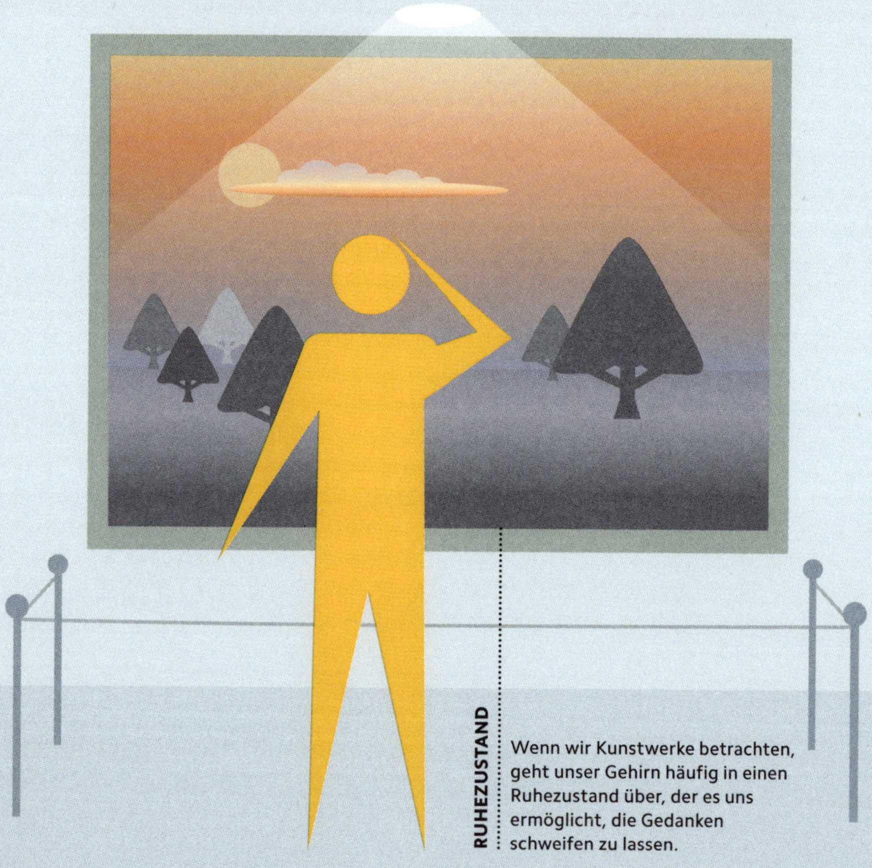

RUHEZUSTAND

Wenn wir Kunstwerke betrachten, geht unser Gehirn häufig in einen Ruhezustand über, der es uns ermöglicht, die Gedanken schweifen zu lassen.

> »Diese Welt ist nur eine Leinwand für unsere Fantasie.«
> Henry David Thoreau

Freie Gedanken
Ein naturgetreues Bild einer Landschaft oder eines Ereignisses kann beim Betrachter zunächst eine sehr ähnliche Gehirnaktivität hervorrufen wie die Realität. Doch das Gehirn korrigiert seine anfängliche Reaktion gewöhnlich rasch und geht dann häufig zu Tagträumereien über.

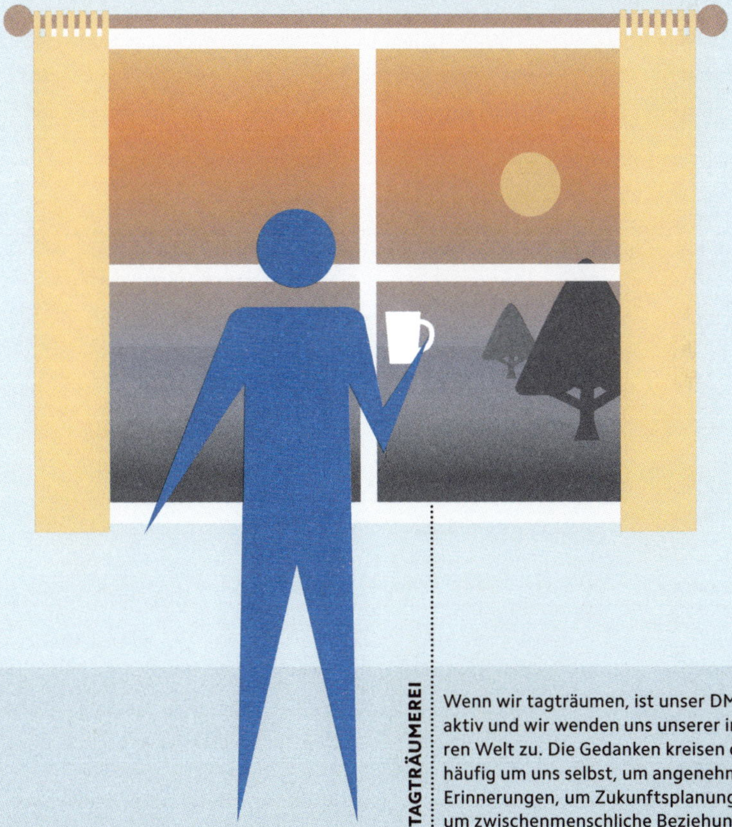

TAGTRÄUMEREI
Wenn wir tagträumen, ist unser DMN aktiv und wir wenden uns unserer inneren Welt zu. Die Gedanken kreisen dabei häufig um uns selbst, um angenehme Erinnerungen, um Zukunftsplanung oder um zwischenmenschliche Beziehungen.

MUSIK UND GEHIRN

Musik wird genau wie alle anderen akustischen Reize im Hörzentrum (auditiver Kortex) des Großhirns verarbeitet. Sie löst Reaktionen in beiden Hirnhälften aus, allerdings scheint bei den meisten Menschen eine der beiden Hemisphären beim Musikhören stärker aktiv zu sein. Die verschiedenen Elemente der Musik stimulieren unterschiedliche Areale des auditiven Kortex. In manchen Kortexbereichen werden zum Beispiel Harmonie und Rhythmus registriert und verarbeitet, in anderen werden Hörinformationen bewertet und mit Bekanntem und Erinnerungen in Zusammenhang gebracht. Manche Forscher glauben, dass das Anhören von klassischer Musik die Leistungsfähigkeit des Gehirns vorübergehend steigern kann.

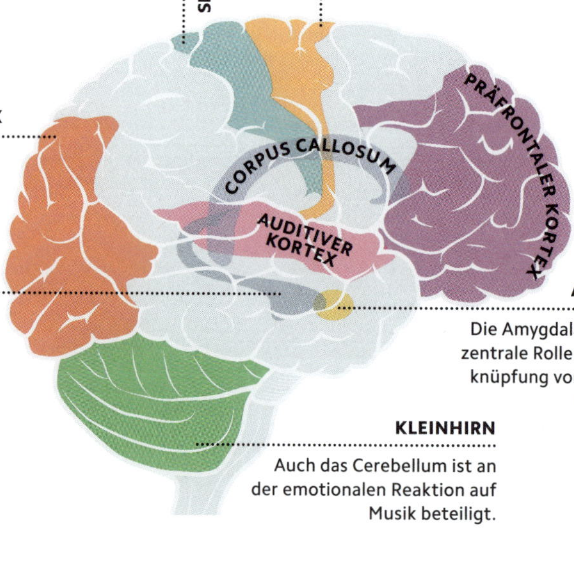

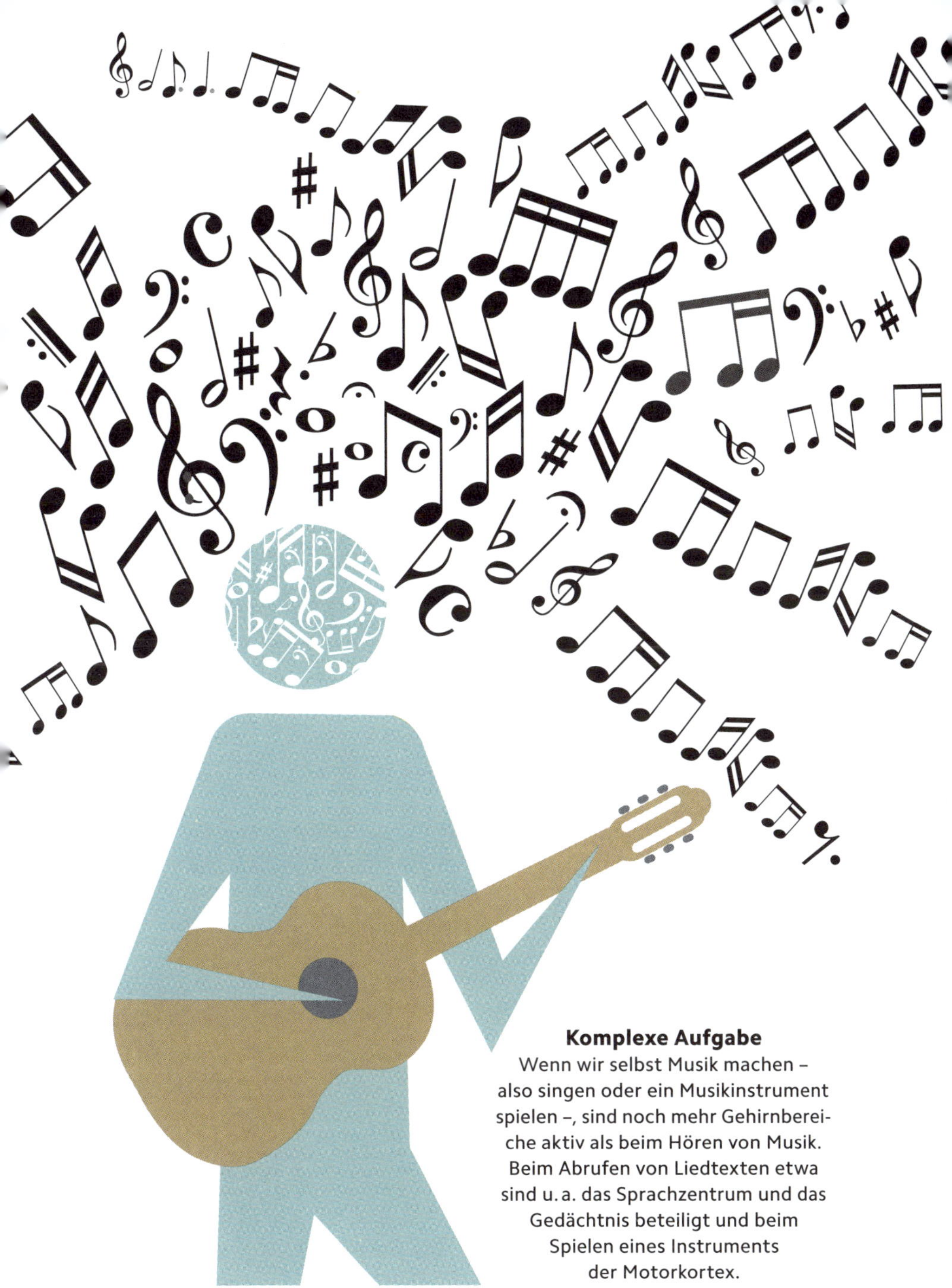

Komplexe Aufgabe
Wenn wir selbst Musik machen – also singen oder ein Musikinstrument spielen –, sind noch mehr Gehirnbereiche aktiv als beim Hören von Musik. Beim Abrufen von Liedtexten etwa sind u. a. das Sprachzentrum und das Gedächtnis beteiligt und beim Spielen eines Instruments der Motorkortex.

INDIVI-
DUALIT

Ä T

Keine zwei Gehirne sind gleich. Selbst bei eineiigen Zwillingen lassen sich diesbezüglich schon von Geburt an Unterschiede feststellen. Die makroskopische Anatomie des Gehirns ist zwar bei allen neurotypischen Menschen sehr ähnlich, aber die Verschaltung der Neuronen ist unterschiedlich und hängt unter anderem von unseren Erfahrungen und Erlebnissen ab. Es sind daher weniger die physischen als vielmehr die physiologischen Unterschiede, welche die Funktionsweise unseres Gehirns beeinflussen und damit unser Verhalten und unsere Individualität prägen. Auch psychische Erkrankungen und veränderte Bewusstseinszustände können erhebliche Auswirkungen auf die Hirnfunktionen haben.

Die Gene (siehe S. 61), die wir geerbt haben, beeinflussen in unterschiedlicher Art und Weise unsere körperlichen und geistigen Merkmale und Fähigkeiten.

BIOLOGIE

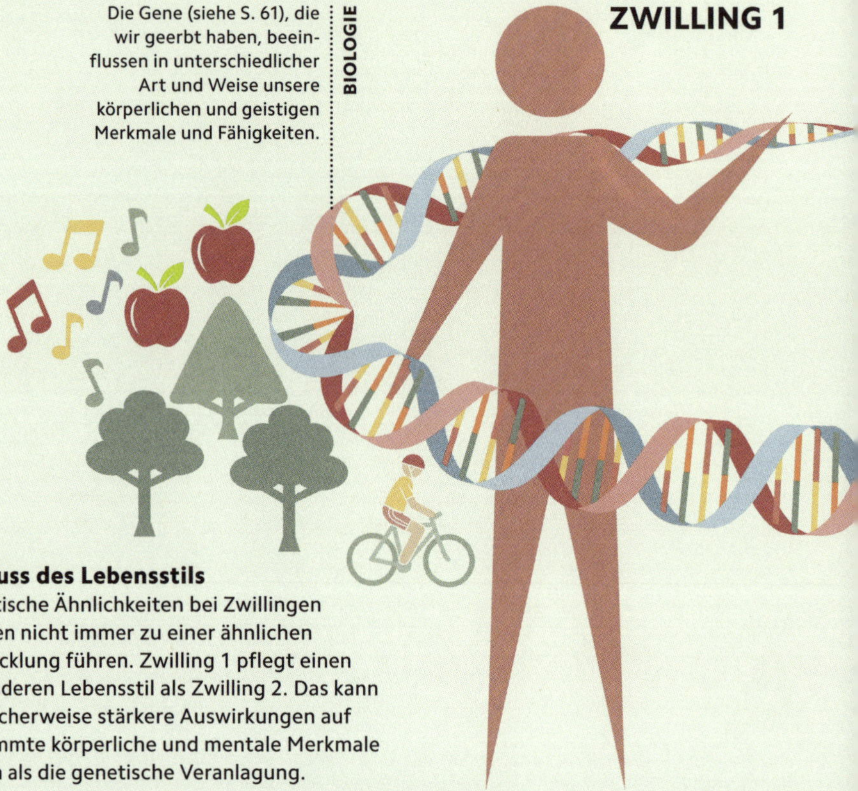

Einfluss des Lebensstils
Genetische Ähnlichkeiten bei Zwillingen müssen nicht immer zu einer ähnlichen Entwicklung führen. Zwilling 1 pflegt einen gesünderen Lebensstil als Zwilling 2. Das kann möglicherweise stärkere Auswirkungen auf bestimmte körperliche und mentale Merkmale haben als die genetische Veranlagung.

ANLAGE-UMWELT-PROBLEM

Jeder von uns ist ein einzigartiges Individuum. Aber worauf sind die Unterschiede zwischen uns zurückzuführen? Sind nur unsere Erbanlagen (Gene) dafür verantwortlich oder auch unsere Umwelt, unser Lebensstil und unsere Erlebnisse und Erfahrungen? Zur Beantwortung dieser Fragen hat die Zwillingsforschung entscheidend beigetragen. Mit ihrer Hilfe konnten Forscher zeigen, dass es beileibe nicht nur unsere genetische Veranlagung ist, die über unsere körperlichen und psychischen Eigenheiten entscheidet.

ZWILLING 2

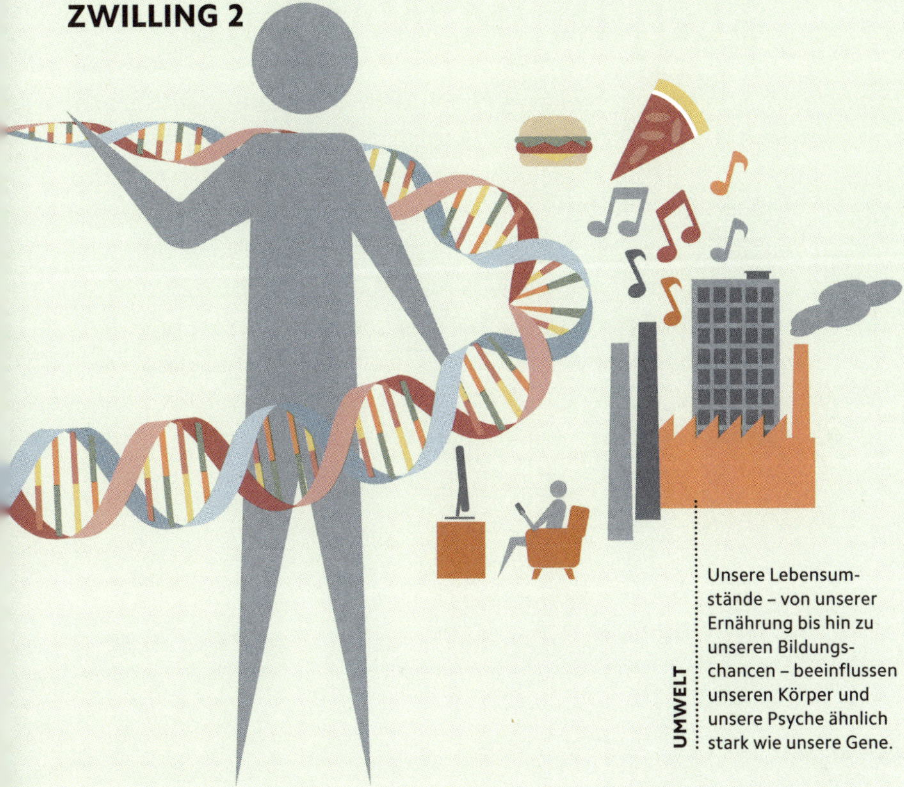

UMWELT

Unsere Lebensumstände – von unserer Ernährung bis hin zu unseren Bildungschancen – beeinflussen unseren Körper und unsere Psyche ähnlich stark wie unsere Gene.

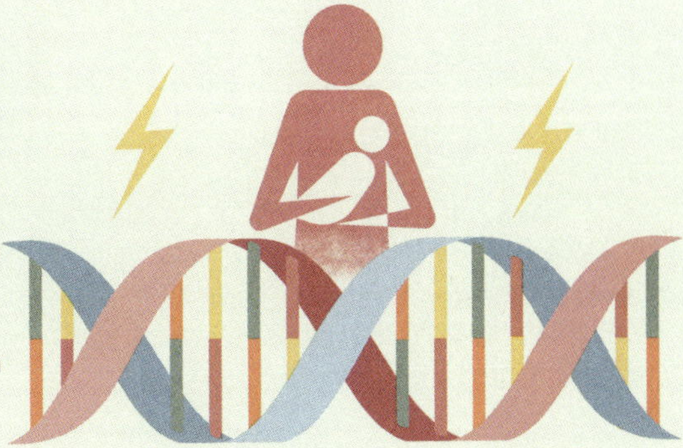

Epigenetische Veränderungen

Umwelteinflüsse können chemische Veränderungen in unserem Erbgut bewirken und dadurch mitbestimmen, welche Gene ein- oder ausgeschaltet werden. Diese sogenannten epigenetischen Modifikationen führen dazu, dass sich selbst genetisch identische eineiige Zwillinge im Lauf ihres Lebens in immer mehr Merkmalen unterscheiden.

GEHIRN IM WANDEL

Das Gehirn von Neugeborenen ist noch klein und unausgereift. Doch angeborene frühkindliche Reflexe, wie der Saugreflex, sorgen dafür, dass Säuglinge und mit ihnen auch ihre Gehirne rasch wachsen. In der frühen Kindheit steigt die Zahl der Verbindungen zwischen den Nervenzellen des Gehirns rapide. Mit drei Jahren haben Kleinkinder doppelt so viele Synapsen wie Erwachsene. Hierin liegt einer der Gründe dafür, dass Kinder zum Beispiel Sprachen sehr schnell und perfekt erlernen. Ab dem 10. Lebensjahr werden jedoch wenig genutzte Synapsen wieder abgebaut, während häufig genutzte gestärkt werden. Hirnareale mit sehr komplexen Funktionen, etwa der präfrontale Kortex (siehe S. 14–15), sind erst im frühen Erwachsenenalter voll entwickelt.

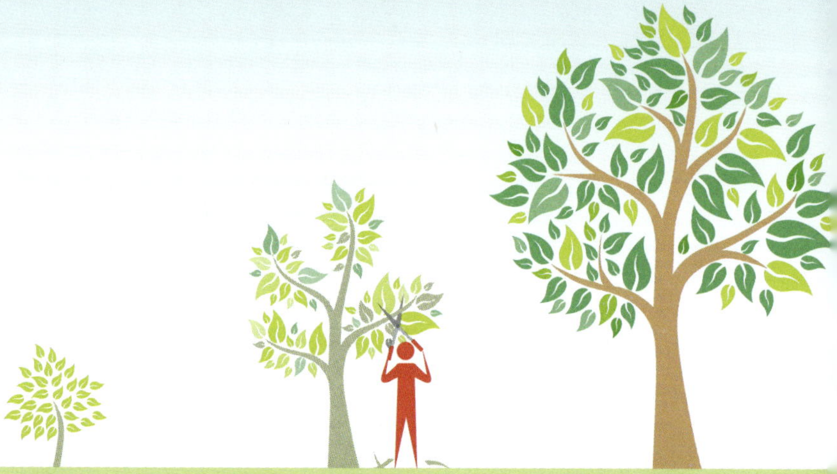

Geburt
Bei der Geburt sind bereits etwa 100 Mio. Neuronen im Gehirn von Neugeborenen vorhanden – genau so viele wie bei Erwachsenen.

Kindheit
In den ersten Lebensjahren verdreifacht sich das Gehirngewicht von Kindern. Die Zahl der Synapsen, mit denen sich die Nervenzellen vernetzen, nimmt rasant zu.

Jugend
Während der Jugendzeit entstehen Verbindungen zwischen verschiedenen Gehirnarealen. Das Gehirn reift weiter heran und wird optimiert.

»Ohne Verbindungen zwischen seinen Neuronen weiß unser Gehirn nichts. Alles, was wir wissen, alles, was wir sind, verdanken wir der Vernetzung unserer Neuronen.«

Tim Berners-Lee

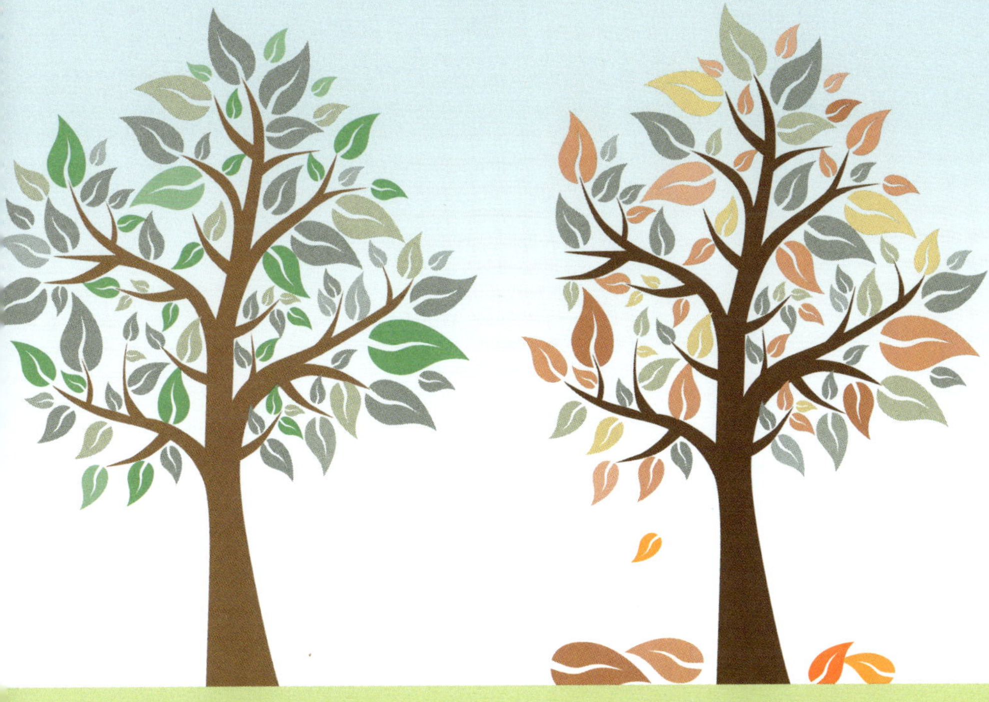

Erwachsenenalter
Das Gehirn von Erwachsenen ist voll ausgereift, verändert sich aber abhängig davon, wie wir es nutzen und welche Erfahrungen wir machen, immer noch ständig.

Alter
Im Alter lässt die Leistungsfähigkeit unseres Gehirns langsam nach und die sogenannte fluide Intelligenz – also die Fähigkeit, Probleme zu lösen oder zu lernen – nimmt ab.

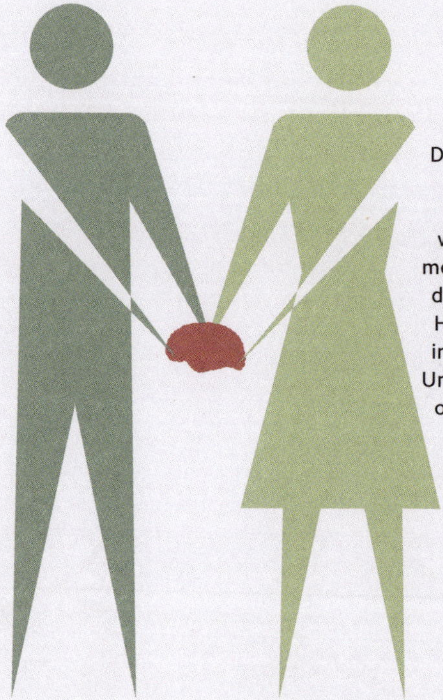
Größe
Männliche Gehirne sind durchschnittlich um etwa 11 % größer als weibliche, was v. a. auf die unterschiedliche Körpergröße der Geschlechter zurückzuführen ist. Sowohl bei Männern als auch bei Frauen kann die individuelle Gehirngröße jedoch variieren.
Verbindungen
Die Ergebnisse einiger Studien lassen vermuten, dass es in weiblichen Gehirnen mehr neuronale Verbindungen zwischen den Hemisphären gibt als in männlichen. Ob die Unterschiede genetisch oder durch kulturelle Einflüsse bedingt sind, ist unklar.
MANN
FRAU

ÄHNLICHER ALS MAN DENKT

In unzähligen Studien wurde versucht nachzuweisen, dass männliche und weibliche Gehirne verschieden gebaut sind und unterschiedlich arbeiten. Doch die Ergebnisse waren dürftig und erbrachten nur wenige handfeste Unterschiede. Einer davon betrifft die Gehirngröße, ein anderer betrifft die Vernetzung der Neuronen. Welche Auswirkungen die unterschiedlichen neuronalen Verknüpfungen haben, ist nicht geklärt. Sicher sind sich die meisten Neurobiologen jedoch darin, dass der Nucleus praeopticus – eine Ansammlung von Nervenzellen im Zwischenhirn, der bei Männern mehr als doppelt so groß ist wie bei Frauen, für die ausgeprägtere männliche Dominanz und Aggression verantwortlich ist.

GENETISCHER BAUPLAN

Unsere Gene sind eine Art Bauanleitung für unsere individuellen Körpermerkmale und legen daher auch den grundsätzlichen Aufbau unseres Gehirns fest. Wichtige Nervenbahnen, wie etwa jene, die Nervenimpulse von den Augen zum visuellen Kortex (siehe S. 32) leiten, entwickeln sich gemäß unserem genetischen Programm und sind bei allen Menschen ähnlich. Die meisten unserer mentalen Fähigkeiten werden jedoch sowohl durch unsere Gene als auch durch die Umwelt beeinflusst, in der wir aufwachsen und leben. Die Ausbildung unserer Intelligenz scheint zum Beispiel etwa zur Hälfte von unserem genetischen Erbe und zur Hälfte von unserem Umfeld, unseren Lebensumständen und unserer Erziehung abzuhängen (siehe S. 56–57).

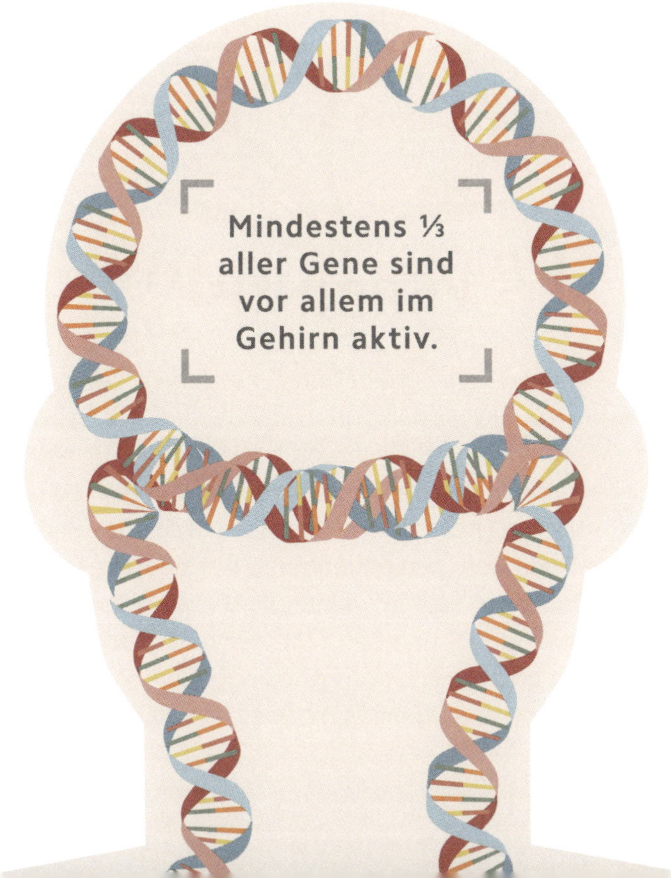

Kleine Veränderungen
Sinneseindrücke und Erlebnisse führen in unserem Gehirn ständig kleine Veränderungen herbei. Sie können z. B. dazu beitragen, dass neue Nervenbahnen entstehen oder vorhandene zurückgebildet werden.

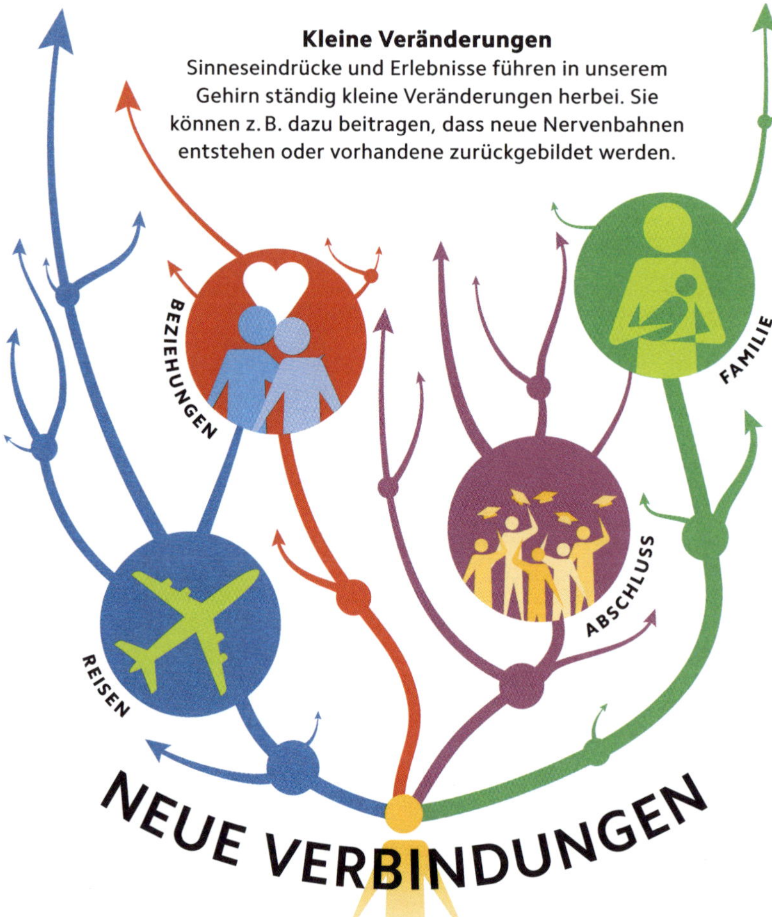

Unser Gehirn reagiert sehr sensibel auf Erfahrungen. Sie tragen daher wohl ähnlich viel zur Entwicklung unserer Persönlichkeit bei wie unsere Gene. Das »Formen« durch Erfahrung beginnt schon im Mutterleib. Eineiige Zwillinge nehmen ihre Umgebung etwa aufgrund ihrer abweichenden Position im Uterus leicht unterschiedlich wahr und werden daher mit ungleichen Gehirnen geboren. Da das kindliche Gehirn besonders plastisch ist (siehe S. 24–25), haben Kindheitserfahrungen großen Einfluss auf unsere Gehirn- und Persönlichkeitsentwicklung. Doch auch später im Leben hört die erfahrungsbedingte Veränderung unseres Gehirns nie auf.

WESENSZÜGE ENTWICKELN

Psychologen verstehen unter einer Persönlichkeitseigenschaft ein grundlegendes, im Gegensatz zu einer Stimmung über lange Zeit relativ stabiles Wesensmerkmal, das dazu führt, dass wir uns in bestimmten Situationen meist in bestimmter Weise verhalten. Studien lassen vermuten, dass manche Wesenszüge, etwa die emotionale Stabilität, stärker durch unsere Gene beeinflusst werden als andere Merkmale, darunter Introversion oder Extraversion. Persönlichkeitsmerkmale mögen zwar recht stabil sein, für alle Zeiten festgelegt sind sie jedoch nicht. So scheint sich unsere Persönlichkeit im Lauf des Lebens durchaus zu verändern. Viele Menschen werden zum Beispiel mit dem Alter emotional stabiler und gewissenhafter. Außerdem scheinen wir gewisse Aspekte unserer Persönlichkeit sogar gezielt beeinflussen zu können.

Reifende Persönlichkeit
Unsere Persönlichkeit reift mit zunehmendem Alter. Für ihre Entwicklung spielen sowohl genetische Faktoren als auch unser Umfeld, unsere Familie, unsere Erziehung und die individuellen Erfahrungen, die wir machen, eine Rolle.

WER BIST DU?

Psychologen versuchen mithilfe von Persönlichkeitstests zu ermitteln, wie stark bestimmte Persönlichkeitsmerkmale bei Testpersonen ausgeprägt sind, um anhand der Ergebnisse deren Persönlichkeit zu beschreiben. Ein bekannter Test ist der Myers-Briggs-Typenindikator, der insgesamt 16 Persönlichkeitstypen unterscheidet. Er wird in der Arbeitswelt häufig bei der Beurteilung von Bewerbern benutzt, obwohl seine Zuverlässigkeit nicht wissenschaftlich bestätigt werden konnte.

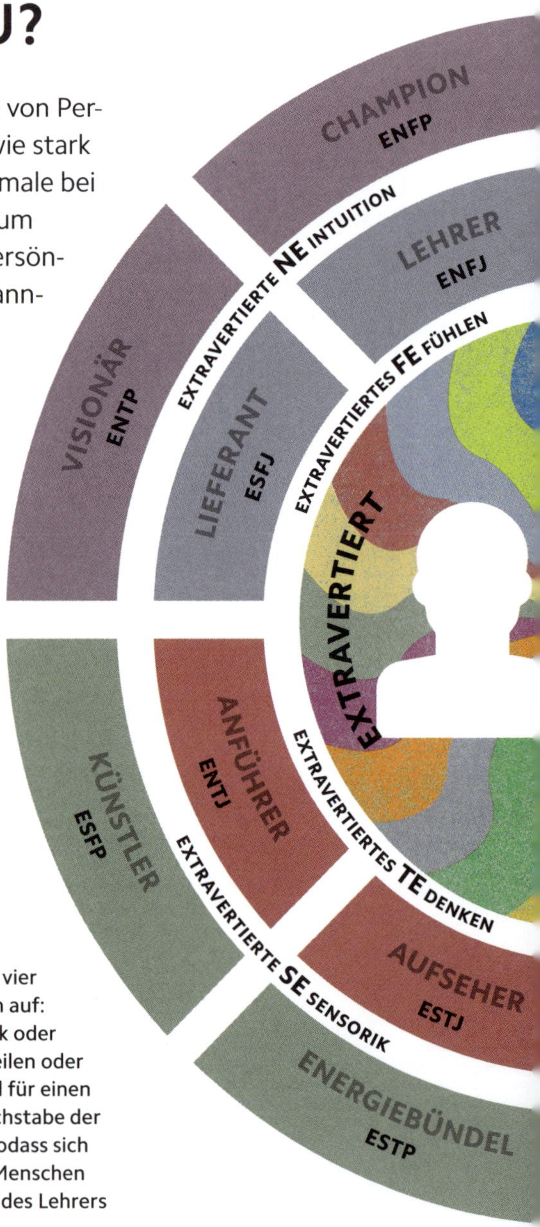

LEGENDE

Extraversion (E)	↔	Introversion (I)
Sensorik (S)	↔	Intuition (N)
Denken (T)	↔	Fühlen (F)
Urteilen (J)	↔	Wahrnehmen (P)

Myers-Briggs-Typenindikator
Der Myers-Briggs-Typenindikator weist vier Kategorien mit je zwei Unterkategorien auf: Extraversion oder Introversion, Sensorik oder Intuition, Denken oder Fühlen und Urteilen oder Wahrnehmen. Aus jeder Kategorie wird für einen bestimmten Persönlichkeitstyp der Buchstabe der passenden Subkategorie ausgewählt, sodass sich ein Kürzel aus vier Buchstaben ergibt. Menschen des ENFJ-Typs sollen z. B. für den Beruf des Lehrers besonders geeignet sein.

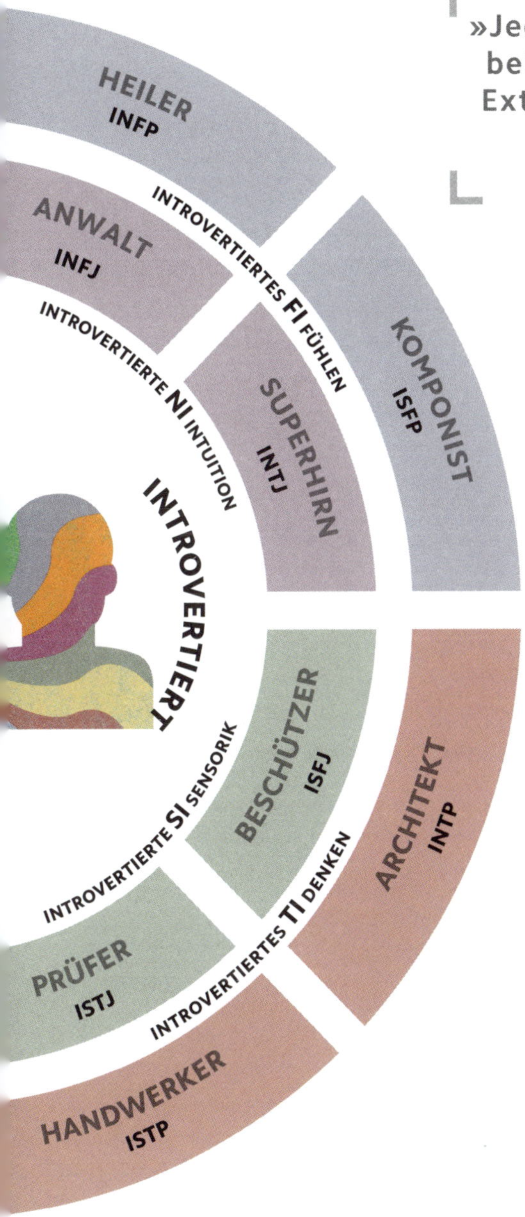

> »Jeder Mensch [...] besitzt beide Mechanismen, der Extraversion sowohl, wie der Introversion.«
>
> Carl Gustav Jung

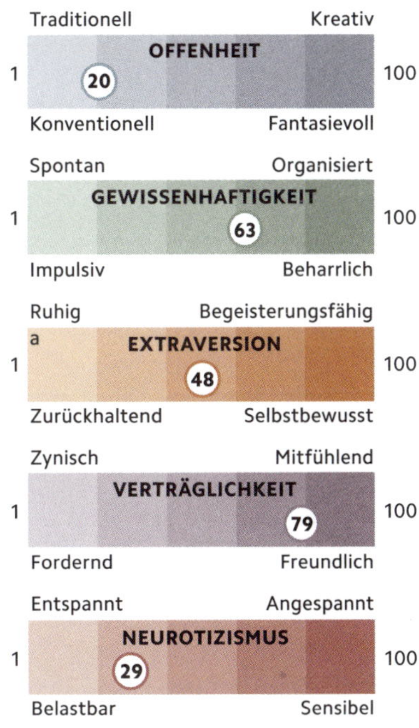

Big-Five-Test

Nach dem Big-Five-Modell bestimmen v. a. die fünf Merkmale Offenheit, Gewissenhaftigkeit, Verträglichkeit, Neurotizismus und Extraversion unsere Persönlichkeit. Bei Big-Five-Tests werden den Testpersonen für jedes Merkmal Zahlenwerte auf gleitenden Skalen zugeordnet.

LERNEN

UND

GEDÄCH

TNIS

Mithilfe unseres Gedächtnisses können wir aufgenommene Informationen speichern und später wieder abrufen. Doch nur sehr wenig von dem, was wir wahrnehmen und erleben, wird im Gedächtnis abgespeichert. Ereignisse, die spektakulär oder mit starken Emotionen verbunden sind, bleiben meist problemlos in Erinnerung. Anderen Dingen müssen wir uns oftmals intensiv und wiederholt widmen, um sie uns zu merken. Auch Lernen – also der Erwerb von geistigen, körperlichen und sozialen Kenntnissen und Fertigkeiten – beruht letztlich auf dem Gedächtnis und ist im Grunde nichts anderes als das Speichern neuer, abrufbarer Gedächtnisinhalte.

GEDÄCHTNISARTEN

Unser Gedächtnis ist eine Art Informationsspeicher in unserem Gehirn. Seine Inhalte sind bei jedem Menschen einzigartig und formen unsere individuelle Persönlichkeit. Es gibt mehrere Gedächtnisarten, die sich unter anderem in Ihrer Funktion und der Dauer der Informationsspeicherung unterscheiden.

GEDÄCHTNISSYSTEME

Das Gedächtnis lässt sich in Ultrakurzzeit-, Kurzzeit- und Langzeitgedächtnis einteilen. Erstere speichern Daten nur über einen Zeitraum von einigen Sekunden bis wenigen Minuten. Informationen, die ins Langzeitgedächtnis gelangen, bleiben dagegen oft lebenslang erhalten. Das Langzeitgedächtnis wird in deklaratives und nichtdeklaratives Gedächtnis unterteilt.

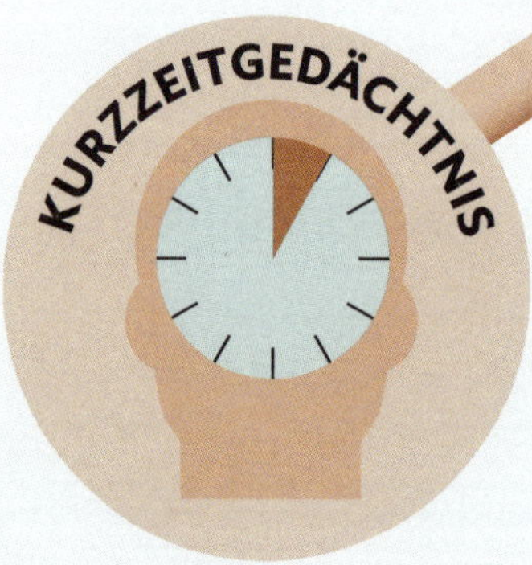

> **»Jedes Mal, wenn man ein Buch liest oder sich unterhält, führt dies zu körperlichen Veränderungen im Gehirn.«**
> George Johnson

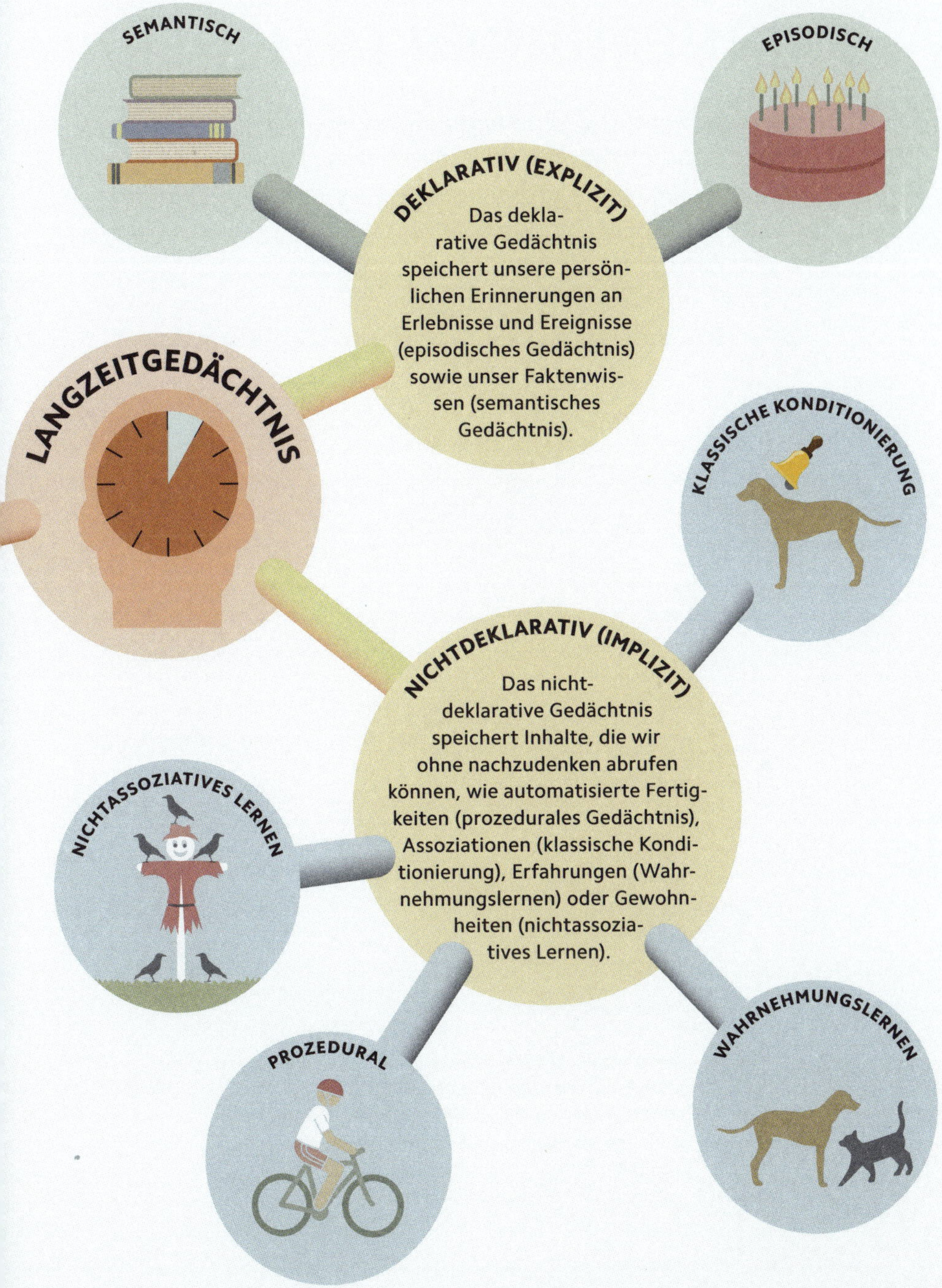
LANGZEITGEDÄCHTNIS
DEKLARATIV (EXPLIZIT)
Das deklarative Gedächtnis speichert unsere persönlichen Erinnerungen an Erlebnisse und Ereignisse (episodisches Gedächtnis) sowie unser Faktenwissen (semantisches Gedächtnis).
SEMANTISCH
EPISODISCH
NICHTDEKLARATIV (IMPLIZIT)
Das nichtdeklarative Gedächtnis speichert Inhalte, die wir ohne nachzudenken abrufen können, wie automatisierte Fertigkeiten (prozedurales Gedächtnis), Assoziationen (klassische Konditionierung), Erfahrungen (Wahrnehmungslernen) oder Gewohnheiten (nichtassoziatives Lernen).
KLASSISCHE KONDITIONIERUNG
NICHTASSOZIATIVES LERNEN
PROZEDURAL
WAHRNEHMUNGSLERNEN

ERINNERUNGEN SPEICHERN

Bei der Speicherung von Erinnerungen arbeiten verschiedene Teile des Gehirns zusammen. Für das explizite Gedächtnis spielen neben dem Kortex auch der Hippocampus und die Amygdala eine wichtige Rolle. Der Hippocampus ist die zentrale Schnittstelle zwischen Kurz- und Langzeitgedächtnis und die Amygdala verbindet Erinnerungen und Emotionen. Neurobiologen vermuten, dass die Verfestigung von Gedächtnisinhalten vor allem im Schlaf stattfindet.

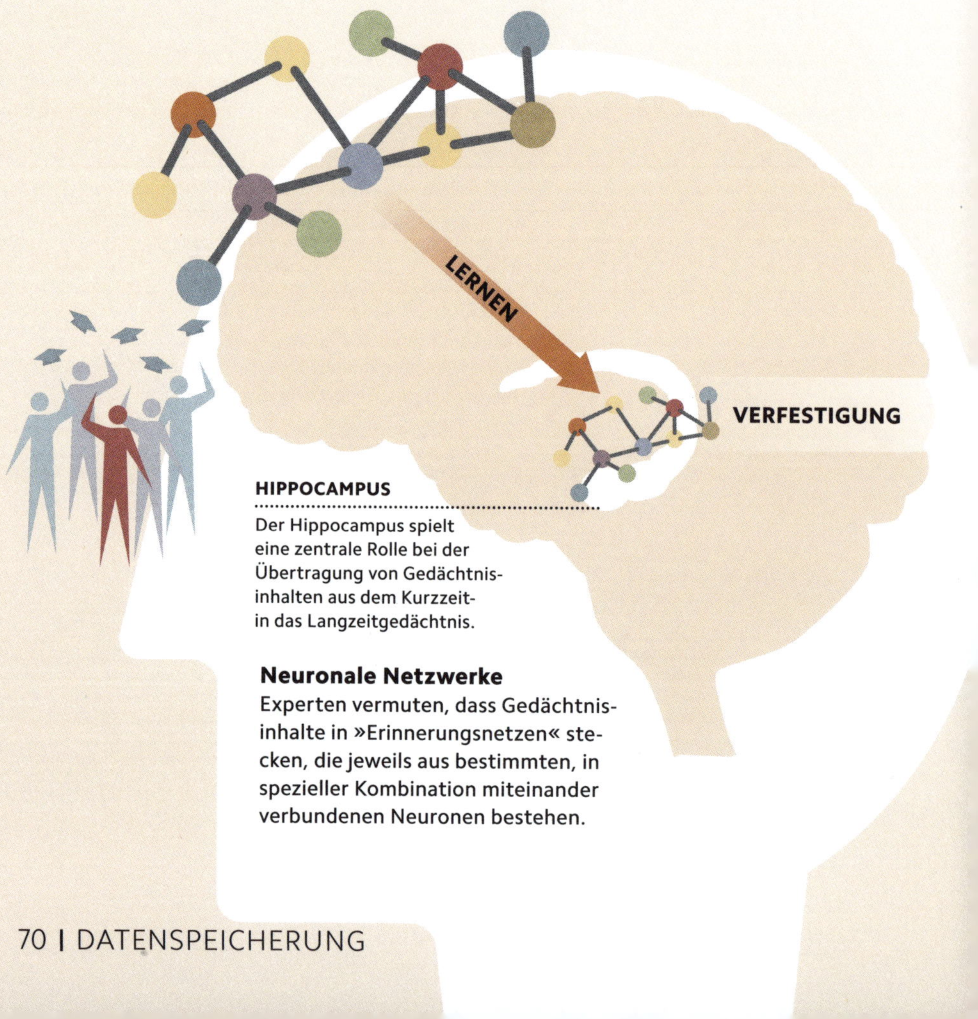

HIPPOCAMPUS

Der Hippocampus spielt eine zentrale Rolle bei der Übertragung von Gedächtnisinhalten aus dem Kurzzeit- in das Langzeitgedächtnis.

Neuronale Netzwerke

Experten vermuten, dass Gedächtnisinhalte in »Erinnerungsnetzen« stecken, die jeweils aus bestimmten, in spezieller Kombination miteinander verbundenen Neuronen bestehen.

ERINNERUNGEN ABRUFEN

Das Abrufen von Erinnerungen ist der letzte Schritt bei der Verarbeitung von Gedächtnisinhalten. Es ermöglicht uns den Zugriff auf Gedächtnisinhalte, die teilweise schon vor langer Zeit im Gehirn abgespeichert wurden, wobei frischere Erinnerungen jedoch gewöhnlich leichter abzurufen sind als ältere. Daneben gilt: Je häufiger wir das zugehörige Neuronennetz benutzen und je stärker die beteiligten Nervenbahnen sind, desto sicherer gelingt das Abrufen bestimmter Inhalte.

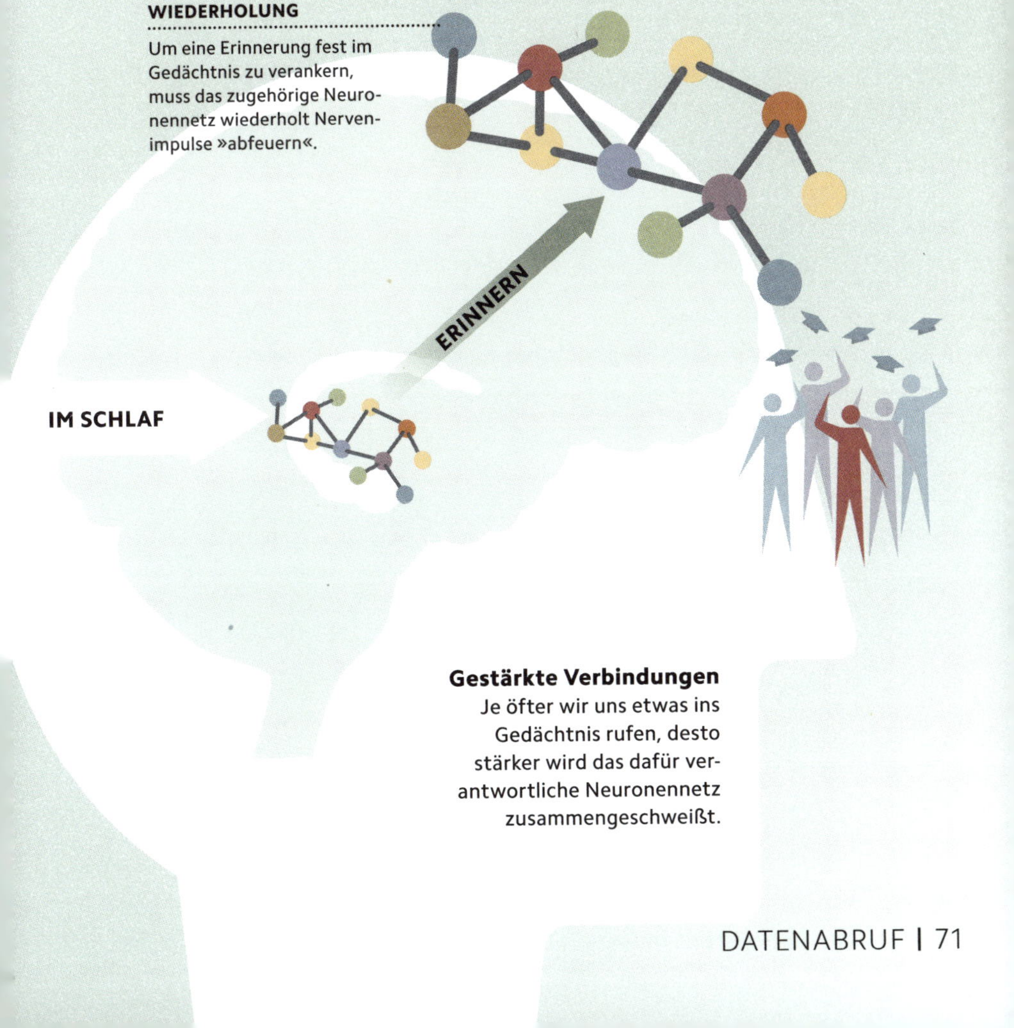

WIEDERHOLUNG

Um eine Erinnerung fest im Gedächtnis zu verankern, muss das zugehörige Neuronennetz wiederholt Nervenimpulse »abfeuern«.

Gestärkte Verbindungen

Je öfter wir uns etwas ins Gedächtnis rufen, desto stärker wird das dafür verantwortliche Neuronennetz zusammengeschweißt.

VERTRAUTES ERKENNEN

Wiedererkennen vermittelt uns ein Gefühl von Vertrautheit. Es geschieht zwar sehr rasch, ist aber ein komplexer Prozess, an dem etliche Gehirnareale beteiligt sind. Wenn wir etwas sehen, das wir schon einmal gesehen haben, gelangt die zugehörige Information über den visuellen Kortex zum Gyrus fusiformes – einer Gehirnwindung im Temporallappen, die uns etwa das Erkennen von Gesichtern und Objekten ermöglicht. Durch den Abgleich der Information mit vorhandenen Erinnerungen können wir zum Beispiel einem Gesicht einen Namen zuordnen oder einem Objekt eine Funktion.

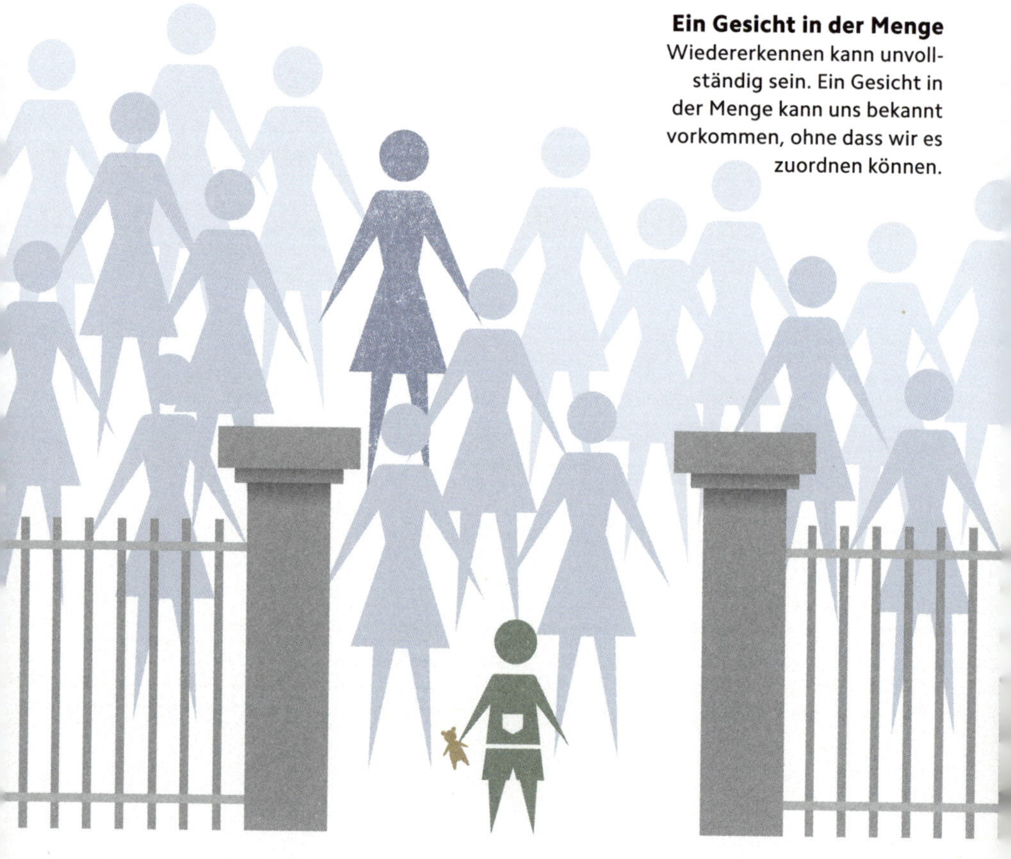

Ein Gesicht in der Menge
Wiedererkennen kann unvollständig sein. Ein Gesicht in der Menge kann uns bekannt vorkommen, ohne dass wir es zuordnen können.

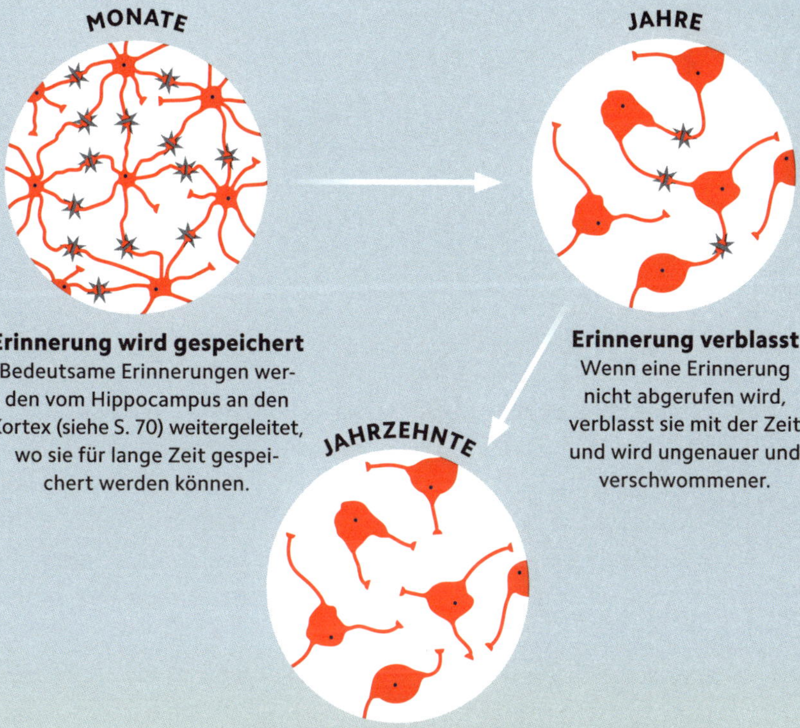

Erinnerung wird gespeichert
Bedeutsame Erinnerungen werden vom Hippocampus an den Kortex (siehe S. 70) weitergeleitet, wo sie für lange Zeit gespeichert werden können.

Erinnerung verblasst
Wenn eine Erinnerung nicht abgerufen wird, verblasst sie mit der Zeit und wird ungenauer und verschwommener.

Erinnerung geht verloren
Zu lange nicht genutzte Erinnerungen sind schließlich nicht mehr verfügbar. Ihr Verschwinden schützt das Gedächtnis möglicherweise davor, durch nutzlose und überholte Informationen beeinträchtigt zu werden.

WARUM WIR VERGESSEN

Erinnerungen entstehen vermutlich dadurch, dass Neuronen wiederholt gleichzeitig aktiviert und dadurch zu einem Erinnerungsnetz verbunden werden. Obwohl die Neuronenverbindungen des Langzeitgedächtnisses meist stark sind, können auch sie verschwinden, wenn sie lange nicht genutzt werden. Sind die Verbindungen einmal weg, gehen mit ihnen auch die zugehörigen Gedächtnisinhalte verloren. Vergessen ist ein natürlicher Prozess, der unserem Gehirn vermutlich dabei hilft, keine Ressourcen für unnütze Inhalte zu verschwenden.

GEDÄCHTNISTRAINING

Es gibt etliche Möglichkeiten, die Gedächtnisleistung zu verbessern. So kann es schon hilfreich sein, beim Lernen regelmäßig kurze Bewegungspausen zu machen. Auch häufiges Wiederholen hilft dabei, Dinge im Gedächtnis zu verankern. Mittels sogenannter Mnemotechniken lassen sich erstaunliche Erfolge bei der Steigerung der Merkfähigkeit erzielen. Dabei verbindet man die zu merkenden Informationen etwa mit Eselsbrücken oder vertrauten Orten (Loci-Methode), sodass man sie besser speichern und abrufen kann.

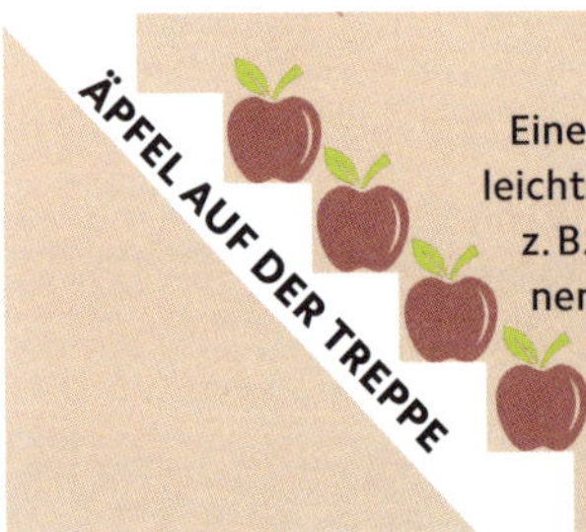
ÄPFEL AUF DER TREPPE

Loci-Methode

Eine Liste von Objekten lässt sich leichter merken, wenn wir die Dinge z. B. in Gedanken an verschiedenen Orten in unserem Zuhause platzieren.

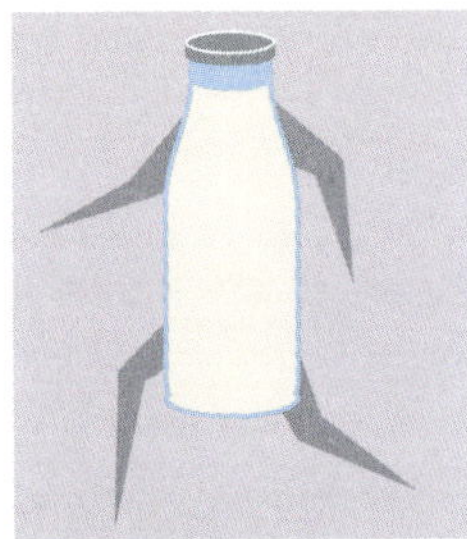

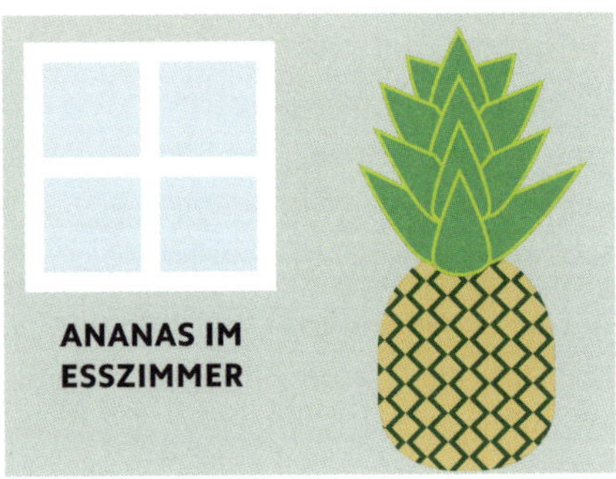
ANANAS IM
ESSZIMMER

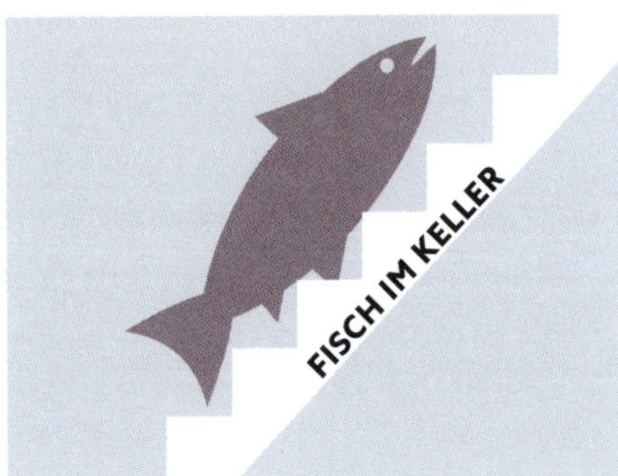
FISCH IM KELLER

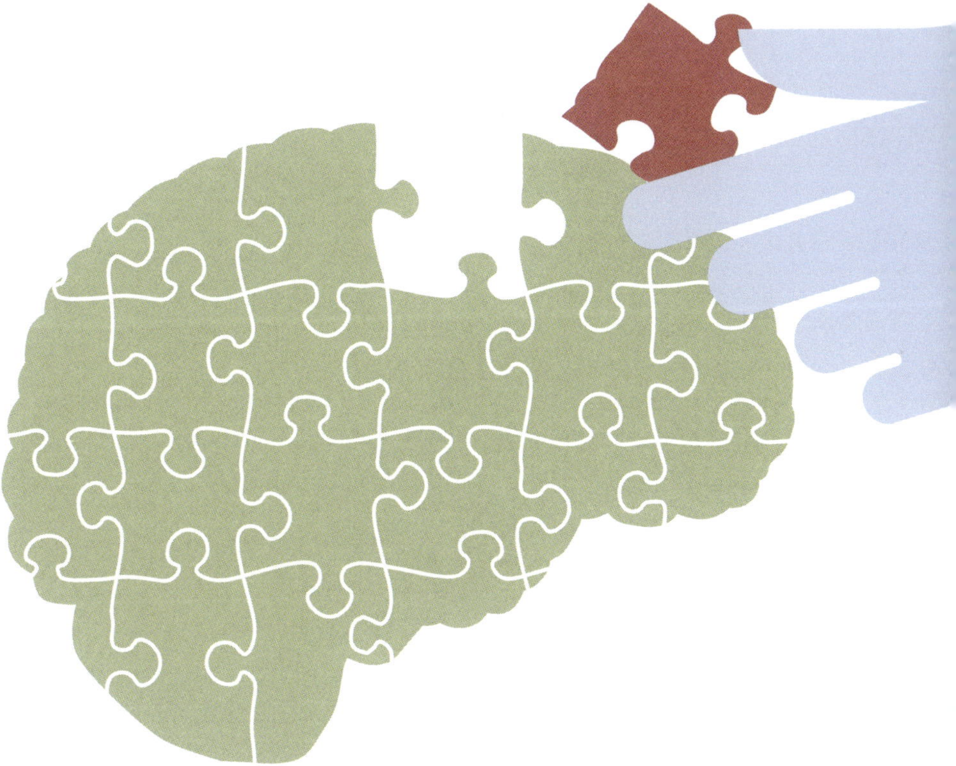

FALSCHE ERINNERUNGEN

Wenn wir uns an etwas erinnern, das in Wirklichkeit entweder gar nicht oder nicht in der erinnerten Form stattgefunden oder existiert hat, handelt es sich um eine falsche Erinnerung. Solche falschen Erinnerungen, die wir dennoch für wahr halten, hat jeder, denn unser Gedächtnis ist kein statischer Speicher, sondern veränder- und beeinflussbar. Erinnerungen können zum Beispiel mit aktuellen Erlebnissen oder mit Inhalten, die unserer Fantasie entsprungen sind, verknüpft und dadurch verändert werden. Auch Fragen, die unser Denken in eine bestimmte Richtung lenken sollen (Suggestivfragen), können falsche Erinnerungen in uns hervorrufen.

AUSLÖSEREIZ

Gewohnheiten entstehen durch einen Lernprozess, bei dem zunächst eine bewusste, vom präfrontalen Kortex kontrollierte Reaktion, etwa eine bestimmte Handlung, auf einen Auslösereiz hin erfolgt.

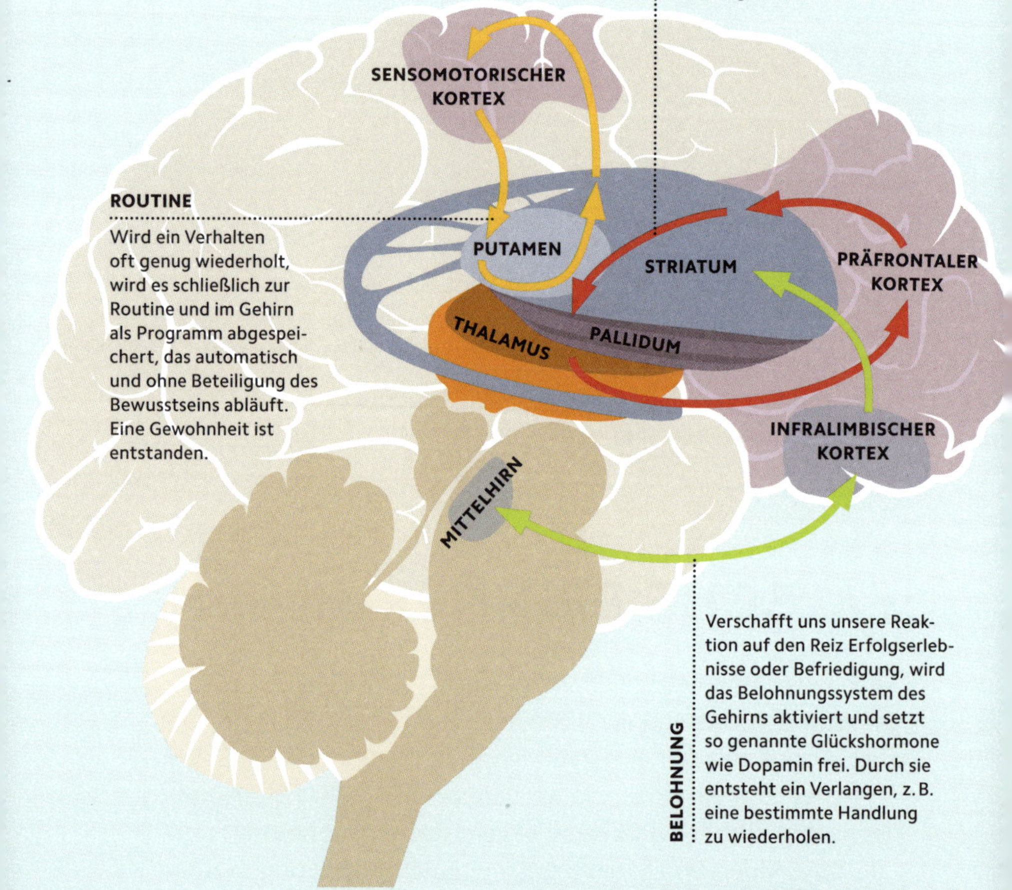

ROUTINE

Wird ein Verhalten oft genug wiederholt, wird es schließlich zur Routine und im Gehirn als Programm abgespeichert, das automatisch und ohne Beteiligung des Bewusstseins abläuft. Eine Gewohnheit ist entstanden.

BELOHNUNG

Verschafft uns unsere Reaktion auf den Reiz Erfolgserlebnisse oder Befriedigung, wird das Belohnungssystem des Gehirns aktiviert und setzt so genannte Glückshormone wie Dopamin frei. Durch sie entsteht ein Verlangen, z. B. eine bestimmte Handlung zu wiederholen.

Etablierung von Gewohnheiten

An der Etablierung und Steuerung von Gewohnheiten sind viele Gehirnareale beteiligt. Eine zentrale Rolle in diesem Zusammenhang spielen das Striatum und andere Teile der Basalganglien, die über neuronale Regelschleifen Bewegungs- und Handlungsmuster kontrollieren.

AUTOMATISIERTE ABLÄUFE

Gewohnheiten sind automatisierte Verhaltens-, Denk- oder Gefühlsmuster, die ohne bewusste Steuerung auskommen. Sie sind gewöhnlich an einen Auslösereiz – etwa eine typische Alltagssituation, einen Ort, eine Stimmung oder einen Zeitpunkt im Tagesablauf – gekoppelt, der einen bestimmten Reaktionsablauf in Gang setzt. Eingeschliffene Gewohnheiten sind schwer zu ändern, da sie in evolutionsgeschichtlich sehr alten Hirnteilen gespeichert werden, die durch unseren Willen kaum beeinflussbar sind. Ungesunde Gewohnheiten sind ein wesentliches Merkmal einiger psychischer Erkrankungen, beispielsweise Zwangsstörungen oder Suchterkrankungen.

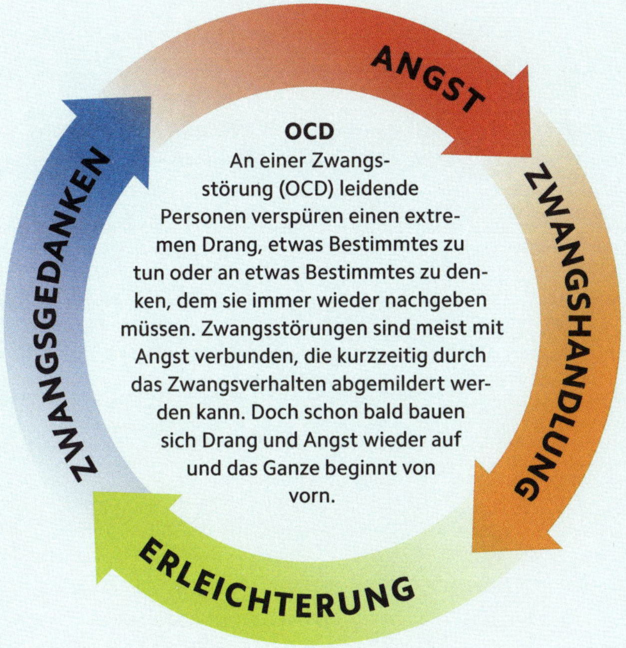

OCD

An einer Zwangsstörung (OCD) leidende Personen verspüren einen extremen Drang, etwas Bestimmtes zu tun oder an etwas Bestimmtes zu denken, dem sie immer wieder nachgeben müssen. Zwangsstörungen sind meist mit Angst verbunden, die kurzzeitig durch das Zwangsverhalten abgemildert werden kann. Doch schon bald bauen sich Drang und Angst wieder auf und das Ganze beginnt von vorn.

KOMMU-
NIKATI

O N

Genau wie viele andere Tierarten kommunizieren auch wir Menschen unter anderem durch Laute, Gesten, Gesichtsausdrücke und die Körperhaltung miteinander. Eine einzigartige Besonderheit sind jedoch die komplexen Sprachen, die wir entwickelt haben. Sie ermöglichen es uns nicht nur, die Welt detailliert zu beschreiben und eine Unmenge an Wissen anzuhäufen, sondern auch über abstrakte Ideen zu kommunizieren und unsere Gedanken, Erinnerungen, Absichten oder Zukunftsvisionen mit anderen zu teilen. Die Fähigkeit, komplizierte Sprachen zu nutzen, verdanken wir speziellen Gehirnstrukturen, die es in dieser Form nirgendwo sonst im Tierreich gibt.

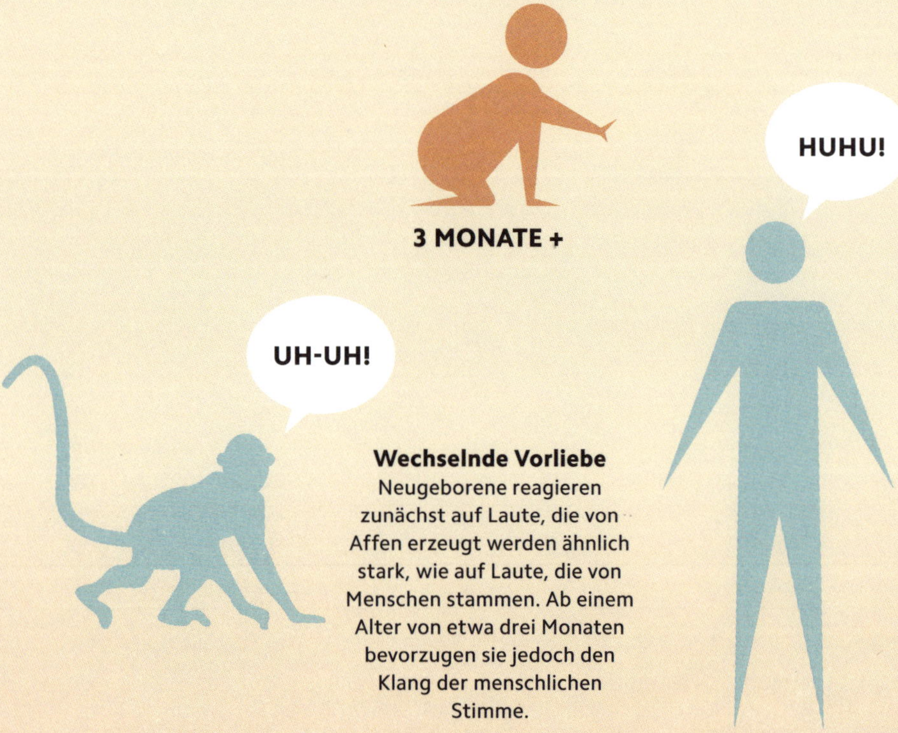

Wechselnde Vorliebe
Neugeborene reagieren zunächst auf Laute, die von Affen erzeugt werden ähnlich stark, wie auf Laute, die von Menschen stammen. Ab einem Alter von etwa drei Monaten bevorzugen sie jedoch den Klang der menschlichen Stimme.

DIE MACHT DER SPRACHE

Lebewesen kommunizieren auf sehr vielfältige Weise miteinander. Häufig werden Laute, Zeichen, Verhaltensweisen oder Botenstoffe zur Kommunikation benutzt. Das menschliche Gehirn ist bestens an die Verarbeitung von Sprache angepasst. Nur Menschen benutzen Wörter und eine Syntax, also eine Satzlehre, die Regeln für die Verknüpfung von Wörtern zu Sätzen vorgibt. Unsere angeborene Fähigkeit, Sprache zu nutzen, ermöglicht es uns zum Beispiel, Ideen und Wissen auszutauschen oder Pläne zu schmieden und auf zahllosen Gebieten Fortschritte zu erzielen.

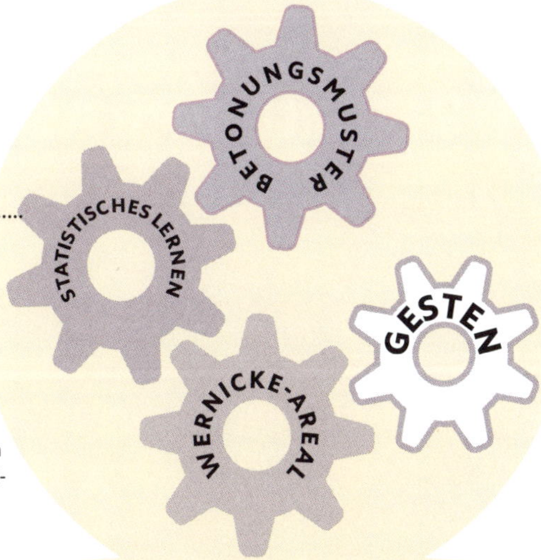

Babys können bereits mit 8–9 Monaten statistische Regelmäßigkeiten in gesprochener Sprache erkennen. Sie lernen, welche Silben oft zusammen vorkommen. So können sie Wortgrenzen identifizieren und einzelne Wörter aus Sprachströmen herausfiltern.

SPRECHEN LERNEN

Kinder sind wahre Sprachgenies und scheinen Sprachen wie selbstverständlich nebenbei zu erlernen. Gestik und Mimik von Eltern oder Betreuern sowie das Betonungsmuster helfen Kleinkindern dabei, die Bedeutung von Wörtern zu erfassen. Sobald dies mithilfe des für das Verständnis gesprochener Sprache zuständigen Wernicke-Areals (siehe S. 82–83) geschehen ist, kann das Gehirn die Erinnerung daran jederzeit aus dem Gedächtnis abrufen, wenn der Klang der Wörter erneut vernommen wird. Kleinere Kinder sind noch in der Lage, mehrere Sprachen gleichzeitig zu erlernen und wie eine Muttersprache zu beherrschen. Ab dem Alter von etwa acht bis zehn Jahren verändert sich jedoch die Sprachlernfähigkeit des Gehirns und es wird fast unmöglich, sich eine neue Sprache akzentfrei anzueignen.

NATÜRLICHE SPRACHEN

Zu den natürlichen Sprachen des Menschen zählen sowohl Laut- als auch Gebärdensprachen. Für die Verarbeitung beider Sprachformen ist im Gehirn das Sprachzentrum zuständig, das vor allem aus dem Wernicke- und dem Broca-Areal besteht. Das Wernicke-Areal liegt in der Nähe des Hörzentrums im Übergangsbereich von Parietal- und Temporallappen. Für Personen, bei denen es beschädigt ist, ist es schwierig oder unmöglich, die Bedeutung von Wörtern zu erfassen. Sprechen können diese Menschen noch fließend – allerdings nur unverständliches »Kauderwelsch«. Das Broca-Areal befindet sich im Frontallappen, in der Nähe der für Mund und Zunge zuständigen Areale des Motorkortex. Schädigungen des Broca-Areals führen dazu, dass betroffene Personen große Schwierigkeiten haben, flüssig und verständlich zu sprechen. Ihr Sprachverständnis bleibt jedoch erhalten.

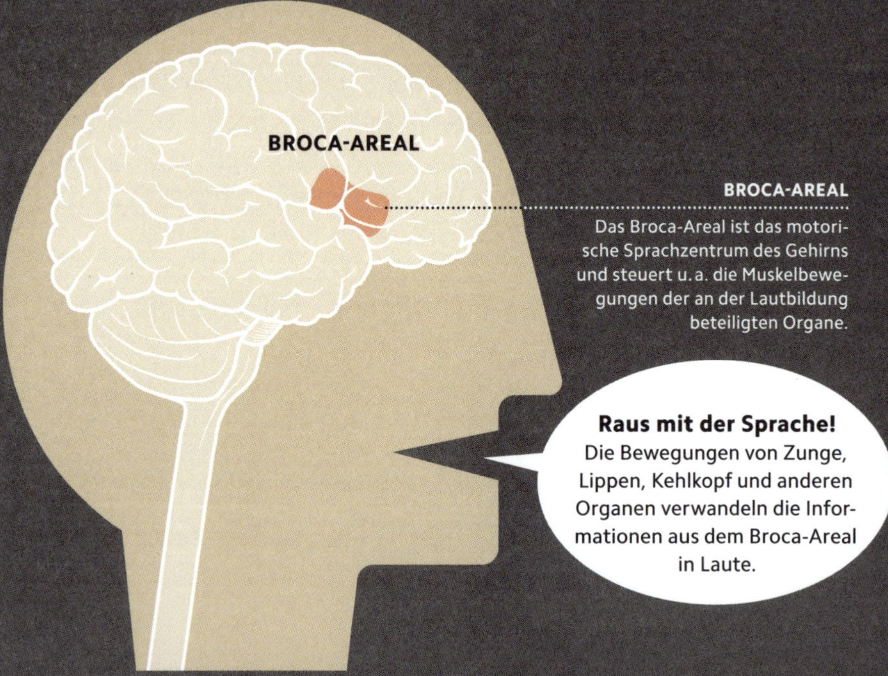

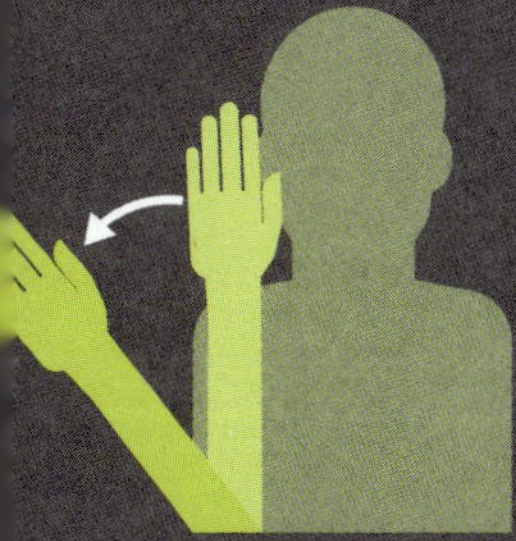

Mit dem Körper sprechen

Gebärdensprache ist eine visuelle Form der Kommunikation. Verschiedene Gebärdensprachen unterscheiden sich oft deutlich, selbst wenn sich die zugehörigen Lautsprachen sehr ähneln, wie etwa bei der britischen und der amerikanischen Gebärdensprache (hier dargestellt). Das liegt u. a. daran, dass Gebärdensprache keine wörtliche Übersetzung von Lautsprache ist. Während bei der Benutzung von Lautsprachen neben dem Sprachzentrum v. a. der auditive Kortex beschäftigt ist, ist es bei der Kommunikation mittels Gebärdensprache v. a. der visuelle Kortex.

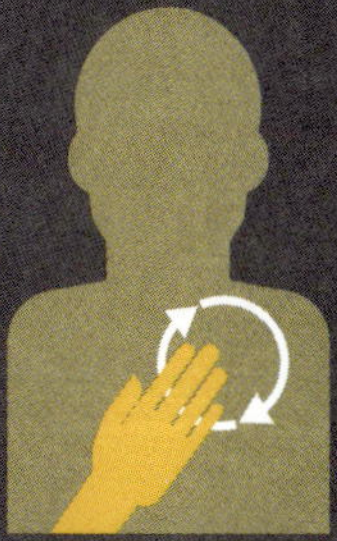

Worterkennung
Das Erkennen von Wörtern und ihrer Bedeutung findet im Wernicke-Areal statt.

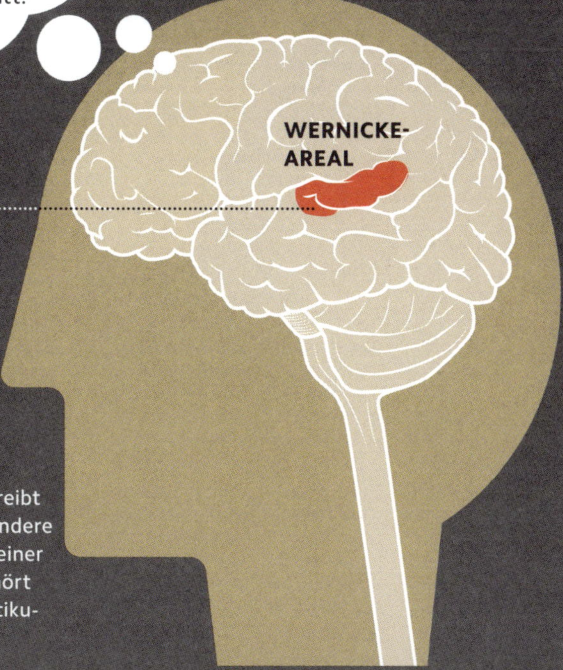

WERNICKE-AREAL

Das Wernicke-Areal ist das sensorische Sprachzentrum des Gehirns. Es erhält Hörinformationen vom auditiven Kortex und ist u. a. für das Sprachverständnis zuständig.

Gehirn trifft auf Gehirn

Wenn eine Person spricht, schreibt oder gestikuliert, sind bei ihr andere Teile des Gehirns aktiv, als bei einer Person, die ihr beim Reden zuhört oder beim Schreiben oder Gestikulieren zuschaut.

Verengte Pupille
Unsere Pupille verengt sich nicht nur bei hellem Licht oder wenn wir nahe Objekte anschauen, sondern z. B. auch, wenn wir wütend, überfordert oder angeekelt sind.

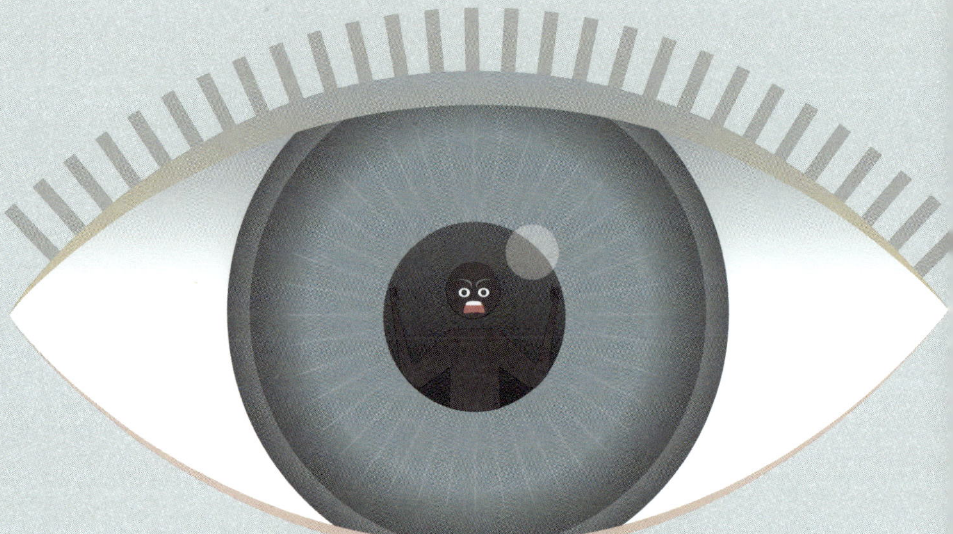

SPRECHEN OHNE WORTE

Formen der nichtsprachlichen zwischenmenschlichen Informationsvermittlung, wie etwa Körpersprache, werden als nonverbale Kommunikation bezeichnet. Da Körpersprache oft unabsichtlich und unbewusst erfolgt, verrät sie häufig mehr über unser Gegenüber als das gesprochene Wort. Allerdings nur, wenn man ihre Signale richtig zu deuten weiß. Während uns das beim Erkennen von Gesichtsausdrücken (siehe S. 43) meist recht gut gelingt, tun wir uns bei der Beurteilung anderer Körpersignale zuweilen schwer. Körperhaltung, Gestik oder Mimik zu interpretieren ist ein komplexer Vorgang, an dem etliche Gehirnareale beteiligt sind – darunter die Amygdala und der visuelle Kortex.

Geweitete Pupille
Unsere Pupille weitet sich nicht nur bei schwachem Licht oder beim Blick in die Ferne, sondern z. B. auch, wenn wir Angst haben, überrascht sind oder jemanden attraktiv finden.

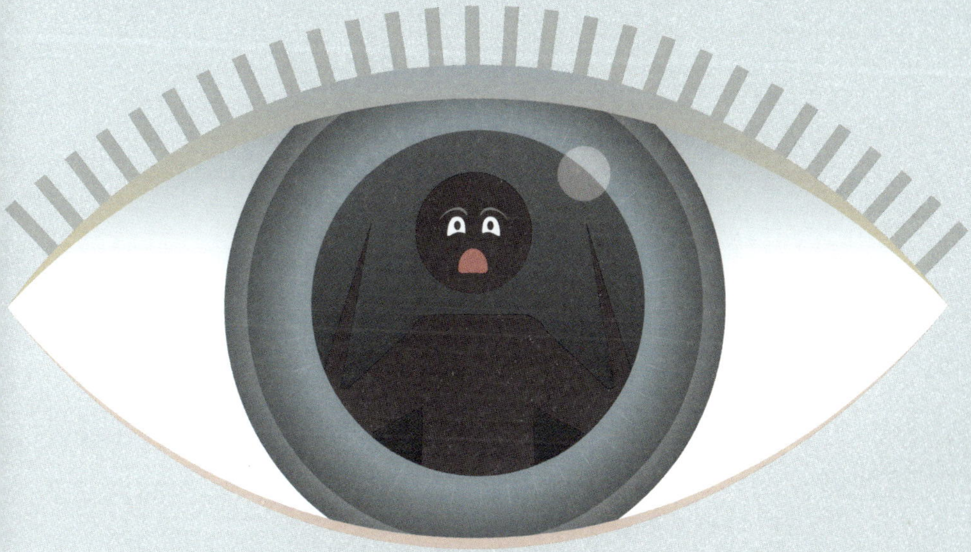

»Der Körper ist der Handschuh der Seele, seine Sprache das Wort des Herzens.«
Samy Molcho

DAS GESCHRIEBENE WORT

Während Kinder das Sprechen mehr oder weniger nebenbei durch Zuhören erlernen, müssen ihnen Lesen und Schreiben aktiv beigebracht werden. Wenn Menschen lese- und schreibkundig werden, finden in ihrem Gehirn einige Veränderungen statt und es entstehen neue neuronale Verbindungen zwischen verschiedenen Hirnarealen. Sie sorgen dafür, dass beim Lesen visuell aufgenommene Informationen gedanklich in gesprochene Wörter verwandelt und wie diese verarbeitet werden. Beim Schreiben läuft der umgekehrte Vorgang ab: Zuerst »hören« wir die Wörter im Kopf, dann übersetzt sie unser Gehirn in die erlernten Schriftzeichen und veranlasst schließlich unsere Hand dazu, diese aufzuschreiben.

BEDEUTUNG ERFASSEN

Verknüpfungen zu bestimmten Arealen im Frontallappen ermöglichen es, die Bedeutung von Wörtern zu erfassen.

INNERE STIMME

Um geschriebene Wörter gedanklich in gesprochene Wörter verwandeln zu können, werden u.a. Sprachareale und Klanggedächtnis verknüpft.

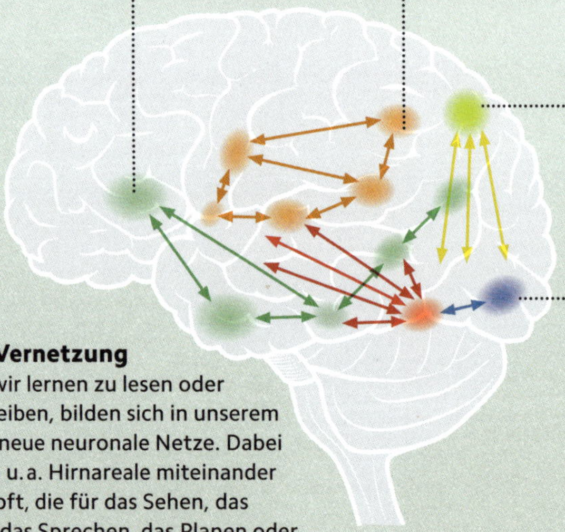

AUFMERKSAMKEIT

Wenn wir lesen können, lenkt dieses Areal unsere Aufmerksamkeit auf geschriebene Wörter.

SCHRIFT ERKENNEN

Bereiche des Sehzentrums (blau) werden mit Arealen verknüpft, die Muster und Symbole verarbeiten. Dadurch können Wörter erkannt werden.

Neue Vernetzung

Wenn wir lernen zu lesen oder zu schreiben, bilden sich in unserem Gehirn neue neuronale Netze. Dabei werden u.a. Hirnareale miteinander verknüpft, die für das Sehen, das Hören, das Sprechen, das Planen oder für Aufmerksamkeit zuständig sind.

Alphabet
Wenn ein Alphabet (eine Person, die lesen und schreiben kann) einen Satz in gesprochener Form hört, hat dies eine gesteigerte Aktivität bestimmter auditiver Sprachareale im Gehirn zur Folge. Dasselbe gilt, wenn er einen Satz liest. Das legt den Schluss nahe, dass Alphabeten Wörter beim Lesen innerlich »hören«.

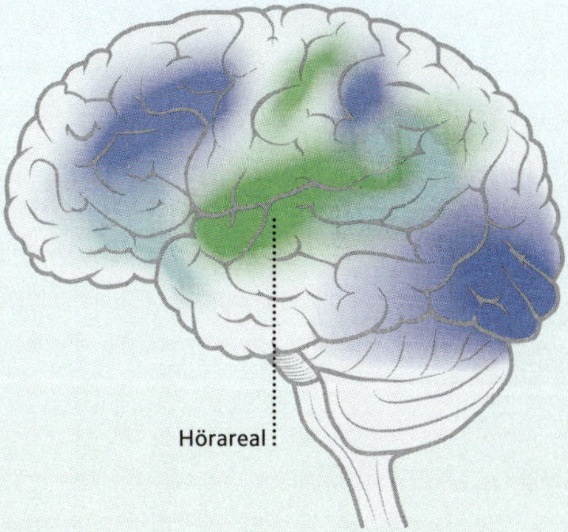

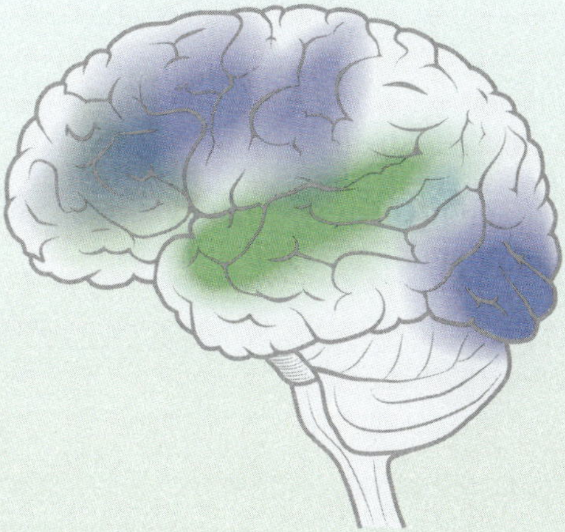

Anfänger
In den Gehirnen von Menschen, die erst seit Kurzem lesen und schreiben können, sind beim Lesen dieselben Hirnareale aktiv, wie bei erfahrenen Alphabeten. Da die neuen Verknüpfungen im Gehirn bei ungeübten Lesern jedoch noch nicht so gut funktionieren, sprechen diese oft den Text leise mit, wenn sie lesen.

Analphabet
Das Gehirn von Analphabeten reagiert nur schwach auf geschriebene Wörter, weil es den visuell wahrgenommenen Zeichen keine Bedeutung zuordnen kann. Der auditive Kortex wird nicht stimuliert, da die geschriebenen Symbole nicht in imaginäre Lautsprache verwandelt werden können. Lesen und Schreiben zu lernen ist in jedem Alter möglich, auch wenn es Kindern vielleicht etwas leichter fällt.

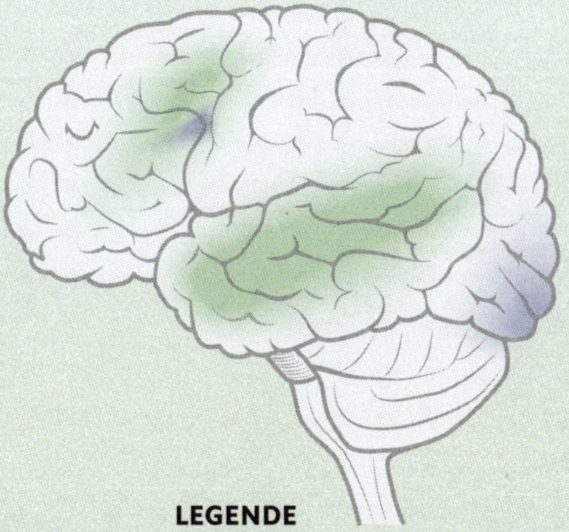

LEGENDE
Geschriebene Sätze | Gesprochene Sätze

GEHIRN

UND

HANDLU

N G

Eine der wichtigsten Überlebensaufgaben unseres Gehirns ist es, aktuelle und zukünftige Ereignisse und Situationen einzuschätzen und die bestmögliche Reaktion darauf auszuarbeiten. Aktionspläne werden im vorderen Teil des Gehirns erstellt und anschließend zum Motorkortex gesendet. Dieser steuert willkürliche Bewegungen und leitet die Handlungsanweisungen über Nerven an die Körpermuskulatur weiter. Viele unserer Handlungen laufen großenteils unbewusst ab. So mag es zwar eine bewusste Entscheidung sein, eine Tür zu öffnen, aber die einzelnen Aktionsschritte, die dazu nötig sind – etwa das Drücken des Türgriffs – führen wir gewöhnlich aus, ohne groß darüber nachzudenken.

EXAKTE ZUORDNUNG

Im somatosensorischen Kortex und im Motorkortex des Gehirns gibt es viele auf jeweils einen bestimmten Körperteil spezialisierte Areale. Von diesem erhalten sie entweder Informationen oder senden Signale an ihn. Sie bilden eine Art kortikale Karte, die die verschiedenen Teile des Körpers in der Großhirnrinde widerspiegelt. Besonders reizempfindlichen oder feinmotorischen Körperteilen wie den Fingern oder dem Gesicht sind jeweils relativ große Kortexareale zugeordnet (siehe S. 36).

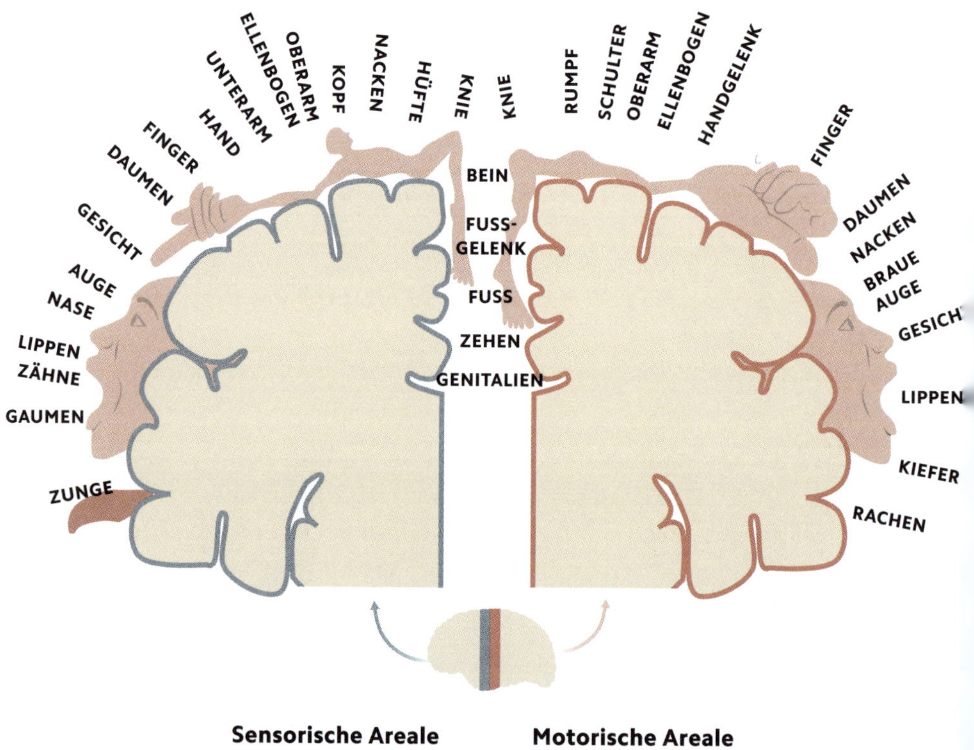

Sensorische Areale
Der somatosensorische Kortex erhält u. a. Informationen über Berührungen und die Stellung der Extremitäten.

Motorische Areale
Der Motorkortex ist die Kommandozentrale für Bewegungen und steuert u. a. unsere willkürliche Muskulatur.

MENTALE REPRÄSENTATION

Hirnforscher vermuten, dass sich Phantomgefühle oft so hartnäckig halten, weil der fehlende Körperteil nach wie vor fest im Körperbild des Gehirns verankert ist. Dieses wurde im bisherigen Leben immer wieder bestätigt und ist daher sehr stabil.

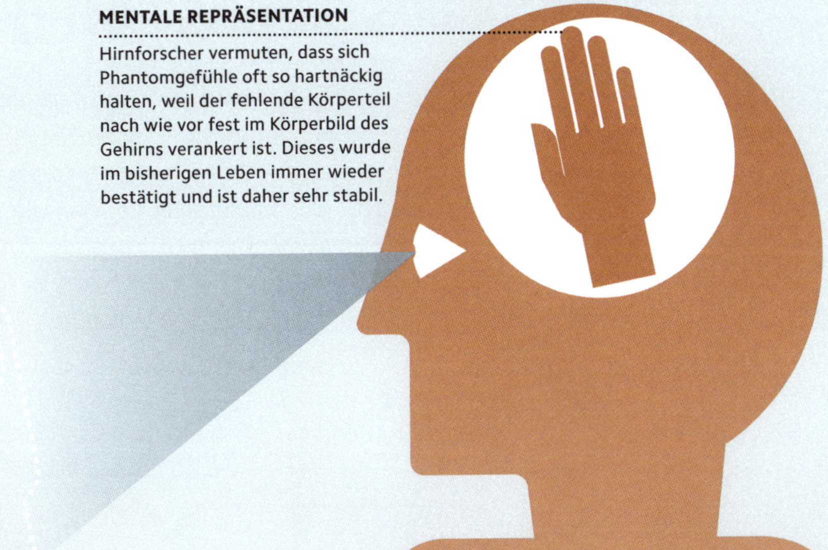

SELTSAMES PHÄNOMEN

Nach dem Verlust von Körperteilen bleiben die dafür zuständigen Neuronengruppen im Gehirn erhalten. Erregungen dieser Neuronen könnten ein Grund für sogenannte Phantomgefühle sein. Diese vermitteln zum Beispiel Amputierten den Eindruck, ihre fehlende Extremität sei noch vorhanden. Häufig werden auch Schmerzen (Phantomschmerzen) in dem nicht mehr vorhandenen Körperteil empfunden. Phantomgefühle können nach dem Verlust verschiedenster Körperteile auftreten, darunter auch Brüste, Augen und sogar Zähne.

Kortikale Umkartierung

Der Verlust von Körperteilen kann eine Umkartierung im Gehirn auslösen, bei der benachbarte Bereiche des Kortex das Areal ohne zugehörigen Körperteil übernehmen. Dadurch können z. B. Handamputierte glauben, ihre fehlende Hand würde gestreichelt, wenn ihr Gesicht berührt wird.

VERZERRTES SELBSTBILD

Menschen mit einer körperdysmorphen Störung (KDS) fühlen sich hässlich oder sogar entstellt, obwohl sie das objektiv betrachtet nicht sind. Studien haben gezeigt, dass der visuelle Kortex dieser Personen beim Blick in den Spiegel innerhalb von Sekundenbruchteilen stark auf bestimmte, als Makel empfundene Körperdetails reagiert. Diese werden überbewertet und als sehr schlimm empfunden, sodass ein verzerrtes Körperbild entsteht.

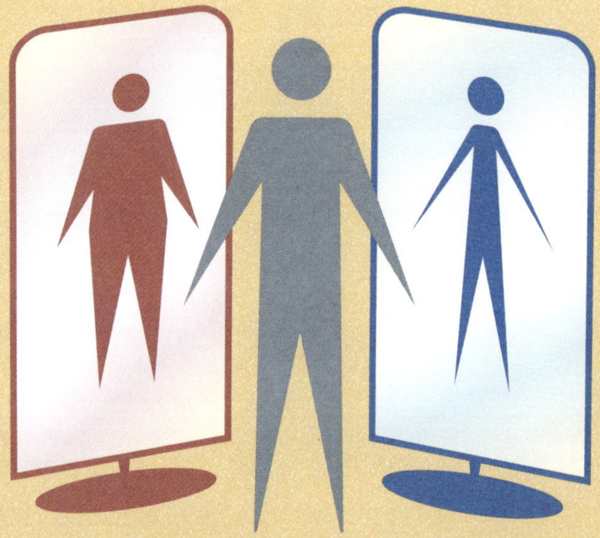

Studien schätzen, dass etwa 2 % der Erwachsenen eine Form der KDS haben.

Bigorexie

Muskelsucht oder Bigorexie ist eine spezielle Form der KDS, die meist Männer betrifft. Personen mit dieser Störung empfinden sich als zu schmächtig, auch wenn sie normal gebaut oder sogar sehr muskulös sind.

BEWEGUNGSKONTROLLE

Die Planung und Steuerung von bewussten Bewegungen und Handlungen ist ein komplexer Prozess, an dem ein Netzwerk aus verschiedenen Hirnarealen beteiligt ist. Nach erfolgter Situationsanalyse muss zunächst die passende motorische Aktion festgelegt werden, bevor schließlich die Bewegung ausgeführt werden kann.

FRONTALLAPPEN

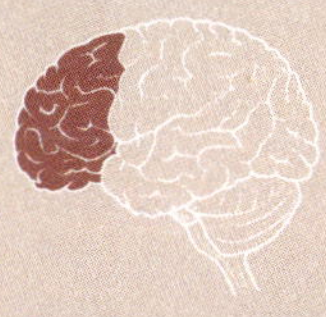

Im vorderen Frontallappen werden mithilfe von Informationen aus vielen Hirnteilen situationsgerechte Reaktionen festgelegt.

PRÄMOTORISCHE AREALE

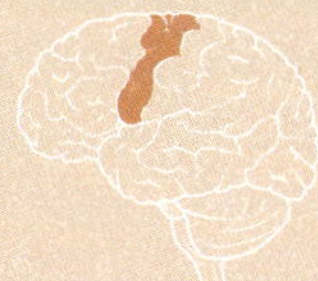

In den prämotorischen Arealen des Gehirns werden anhand von festgelegten Reaktionen Bewegungspläne erstellt.

MOTORKORTEX

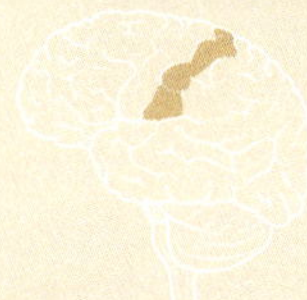

Der Motorkortex initiiert Reaktionen und leitet Handlungsanweisungen über Nervenimpulse an die Muskulatur weiter.

KLEINHIRN

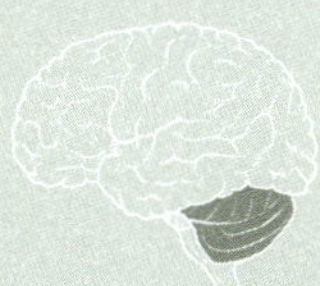

Das Kleinhirn überwacht und reguliert Bewegungsabläufe. Dabei nutzt es Informationen aus vielen Körperbereichen.

HIRNSTAMM

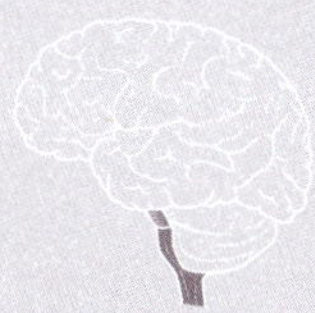

Der Hirnstamm verbindet Großhirn und Rückenmark und sorgt für den Informationsaustausch zwischen Muskulatur und Kontrollzentren.

STRIATUM

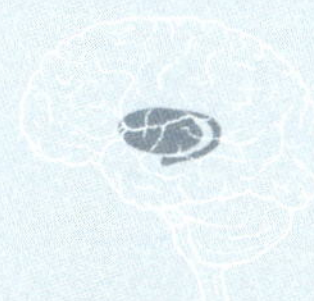

Das Striatum spielt eine entscheidende Rolle bei der Auswahl und der Auslösung von Bewegungen.

AUFMERKSAMKEIT

Schon vor dem Schlag muss das Gehirn seine Aufmerksamkeit auf die Bewegungen von Gegner und Ball lenken und daraus blitzschnell Schlüsse für das eigene Verhalten ziehen.

KÖRPER-GEDÄCHTNIS

Für eine möglichst optimale Reaktion nutzen erfahrene Spieler im Gedächtnis abgespeicherte, erprobte Bewegungsmuster. Mit ihrer Hilfe können sie schnell und effektiv auf den Schlag des Gegners reagieren.

IN BEWEGUNG

Schnelle Bewegungsabfolgen, wie sie etwa beim Tischtennisspielen notwendig sind, verlangen unserem Gehirn einiges ab und bedürfen eines komplexen Zusammenspiels etlicher Gehirnbereiche. Visuelle Informationen über Gegner und Ball gelangen zunächst vom Auge zum visuellen Kortex. Von dort werden sie über zwei Hauptpfade an andere Hirnareale verteilt: Der eine führt in den Parietallappen, wo Position und Bewegung von Objekten analysiert werden. Der andere verläuft zum Temporallappen, wo für die jeweilige Situation wichtige Gedächtnisinhalte abgerufen werden. Die Informationen aus beiden Pfaden werden schließlich im Frontallappen zu einer Bewegungsentscheidung verrechnet.

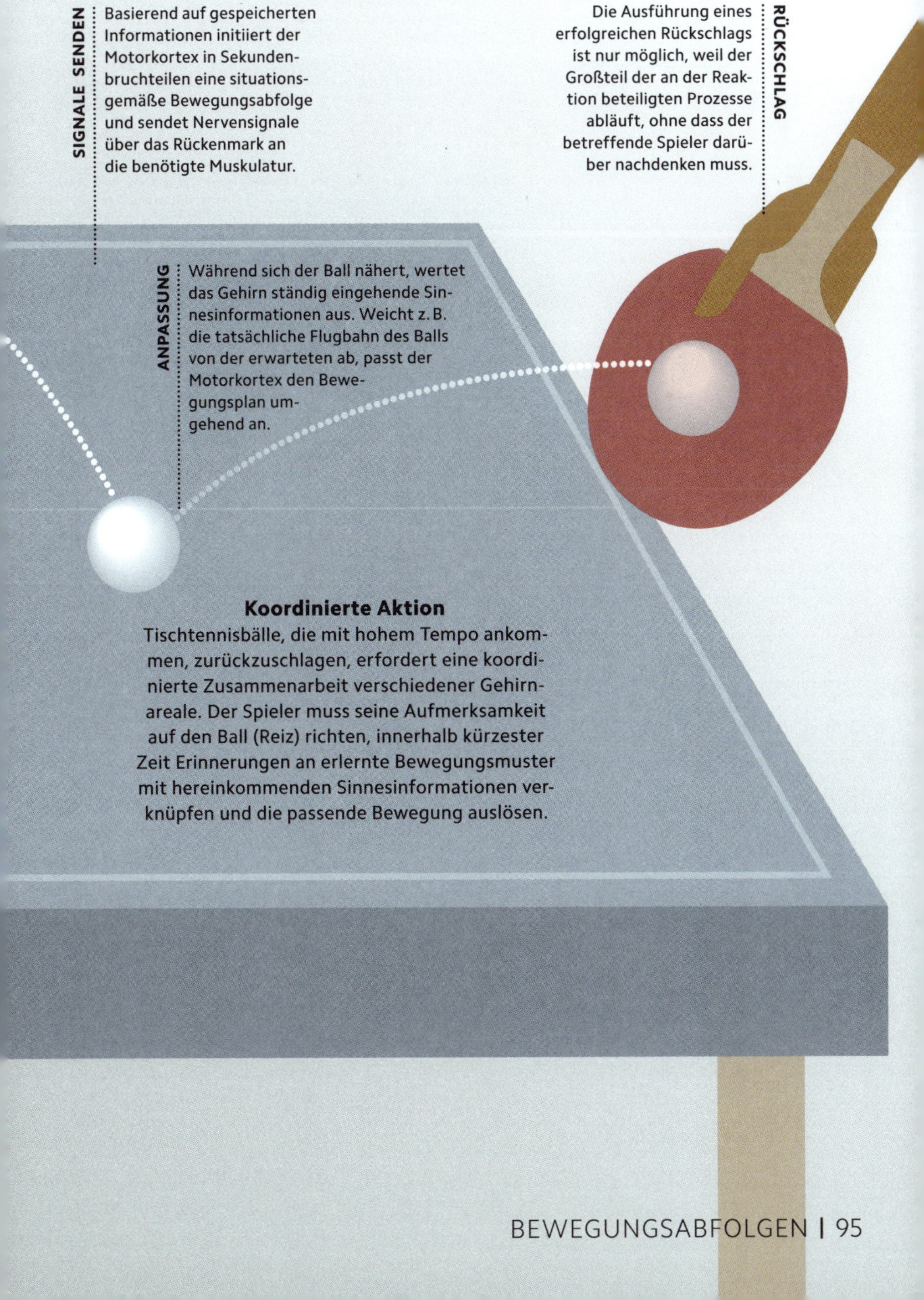

SIGNALE SENDEN

Basierend auf gespeicherten Informationen initiiert der Motorkortex in Sekundenbruchteilen eine situationsgemäße Bewegungsabfolge und sendet Nervensignale über das Rückenmark an die benötigte Muskulatur.

RÜCKSCHLAG

Die Ausführung eines erfolgreichen Rückschlags ist nur möglich, weil der Großteil der an der Reaktion beteiligten Prozesse abläuft, ohne dass der betreffende Spieler darüber nachdenken muss.

ANPASSUNG

Während sich der Ball nähert, wertet das Gehirn ständig eingehende Sinnesinformationen aus. Weicht z. B. die tatsächliche Flugbahn des Balls von der erwarteten ab, passt der Motorkortex den Bewegungsplan umgehend an.

Koordinierte Aktion

Tischtennisbälle, die mit hohem Tempo ankommen, zurückzuschlagen, erfordert eine koordinierte Zusammenarbeit verschiedener Gehirnareale. Der Spieler muss seine Aufmerksamkeit auf den Ball (Reiz) richten, innerhalb kürzester Zeit Erinnerungen an erlernte Bewegungsmuster mit hereinkommenden Sinnesinformationen verknüpfen und die passende Bewegung auslösen.

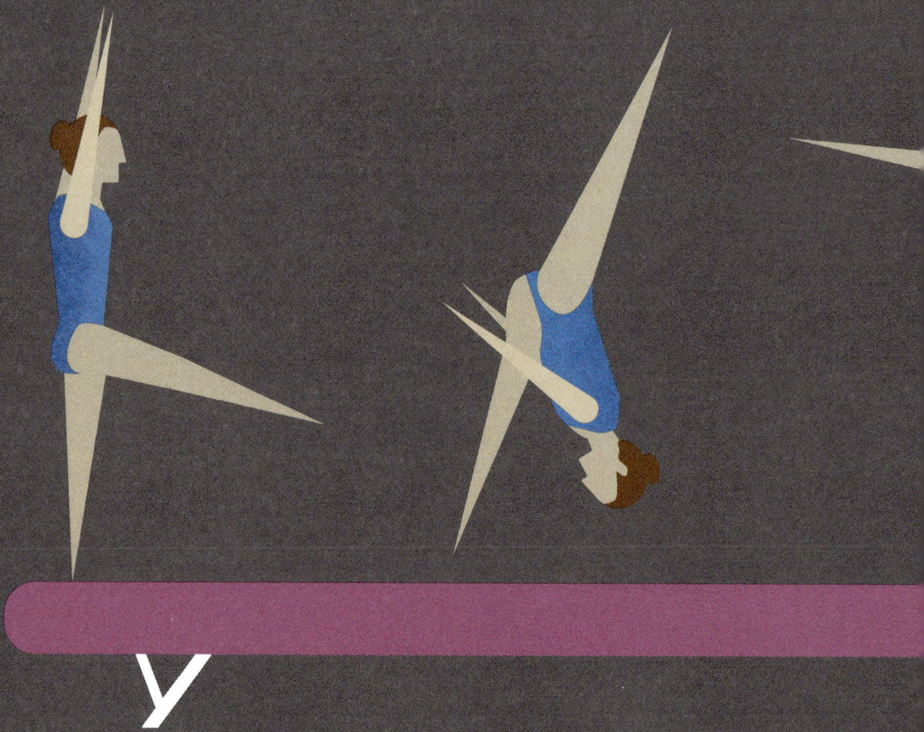

DER SECHSTE SINN

Die Propriozeption oder Tiefensensibilität ist eine Art sechster Sinn. Sie ermöglicht es uns, Bewegung, Stellung, Lage und Haltung unseres Körpers oder einzelner Körperteile im Raum wahrzunehmen, zu steuern und zu verändern, wobei das Gros der Bewegungen und Positionsänderungen unbewusst ausgeführt wird. Die zur Propriozeption notwendigen Informationen erhält das Gehirn von sogenannten Propriorezeptoren, die in Muskeln, Sehnen, Bändern und Gelenken sitzen. Menschen ohne Tiefensensibilität können sich nur noch kontrolliert bewegen, wenn sie ihre Bewegungen ständig mit den Augen überwachen.

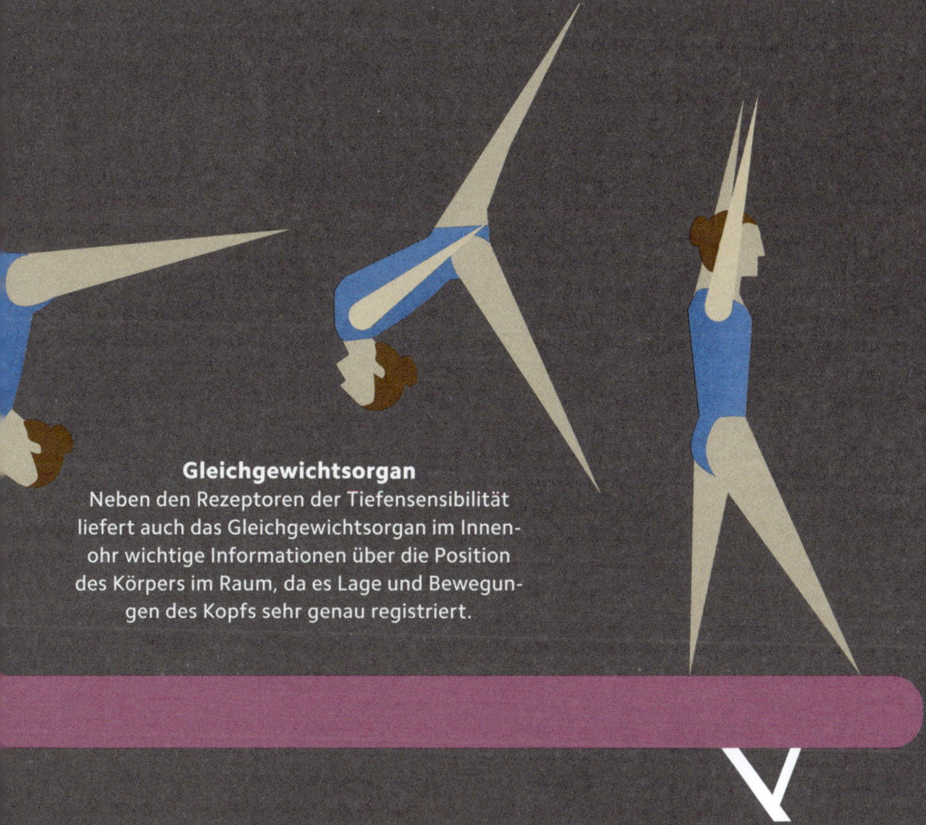

Gleichgewichtsorgan
Neben den Rezeptoren der Tiefensensibilität liefert auch das Gleichgewichtsorgan im Innenohr wichtige Informationen über die Position des Körpers im Raum, da es Lage und Bewegungen des Kopfs sehr genau registriert.

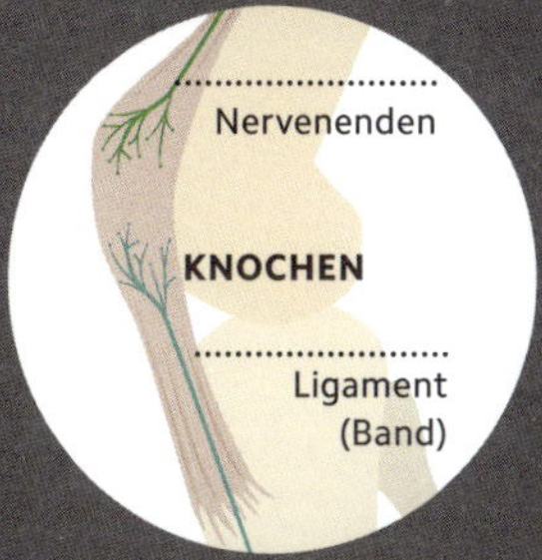

Gelenkrezeptoren
Nervenendungen in Gelenken registrieren Stellung, Bewegung und Belastung der jeweiligen Gelenke und schützen u. a. vor Überstreckung.

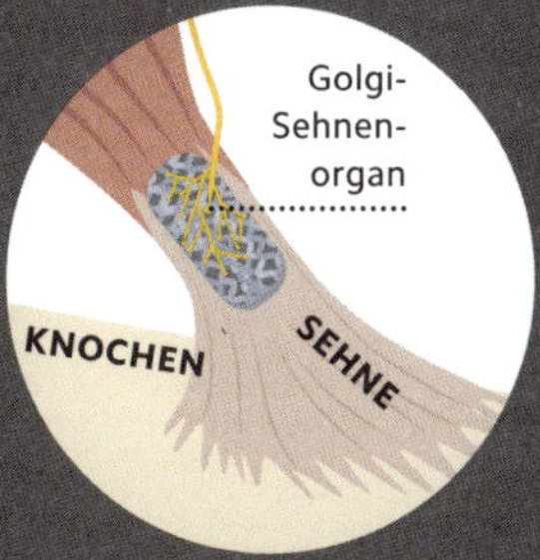

Sehnenrezeptoren
Golgi-Sehnenorgane sitzen im Übergangsbereich zwischen Muskeln und Sehnen und dienen der Messung und Steuerung der Muskelspannung.

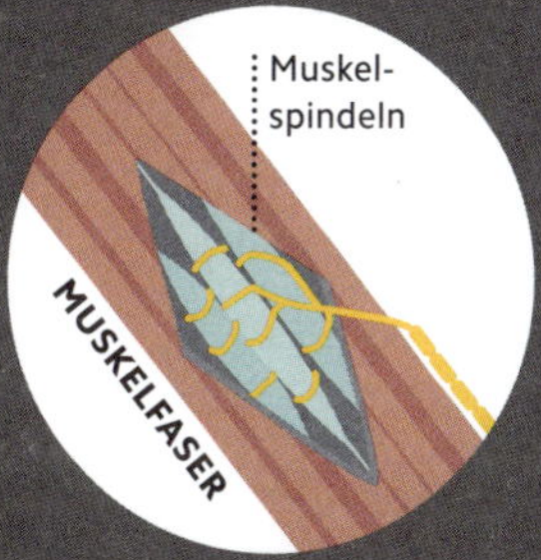

Muskelrezeptoren
Muskelspindeln in den Skelettmuskeln registrieren Dehnung und Länge der jeweiligen Muskeln und schützen u. a. vor Überdehnung.

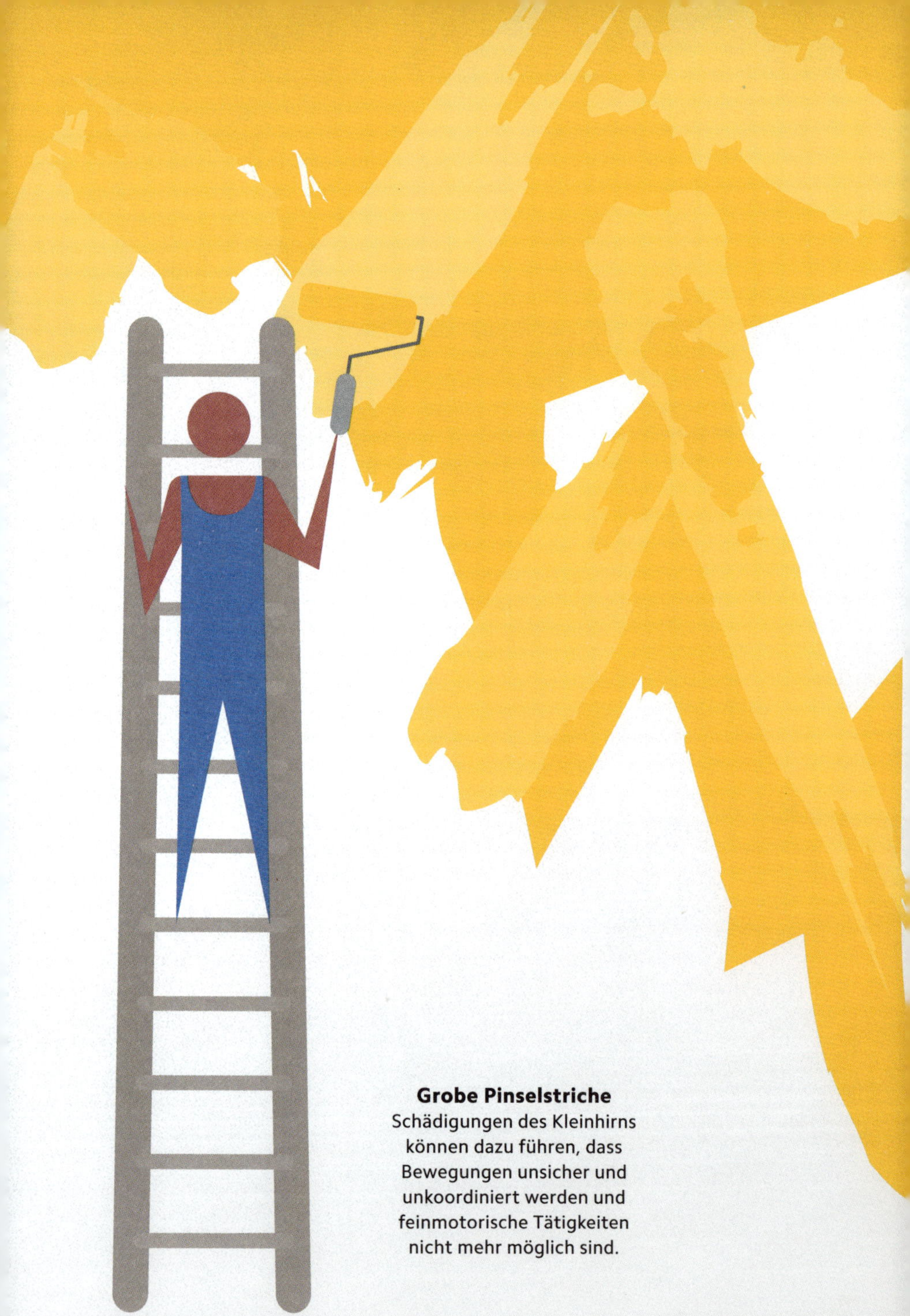

Grobe Pinselstriche
Schädigungen des Kleinhirns können dazu führen, dass Bewegungen unsicher und unkoordiniert werden und feinmotorische Tätigkeiten nicht mehr möglich sind.

KOORDINATION UND FEINSTEUERUNG

Für die Feinabstimmung und Koordination von Bewegungsabläufen ist das hinten im Schädel unterhalb des Großhirns gelegene Kleinhirn (Cerebellum) zuständig. Es entwickelt die groben Bewegungspläne, die ihm von den motorischen Arealen im Frontallappen des Großhirns geliefert werden, weiter, verfeinert sie und wandelt sie bei Bedarf ab. Dabei koordiniert es die Aktivität der beteiligten Muskeln so, dass sehr genaue und flüssige Bewegungen möglich werden. Das Kleinhirn macht zwar nur etwa 10 Prozent des Gehirngewichts aus, enthält aber fast 80 Prozent aller Hirnneuronen.

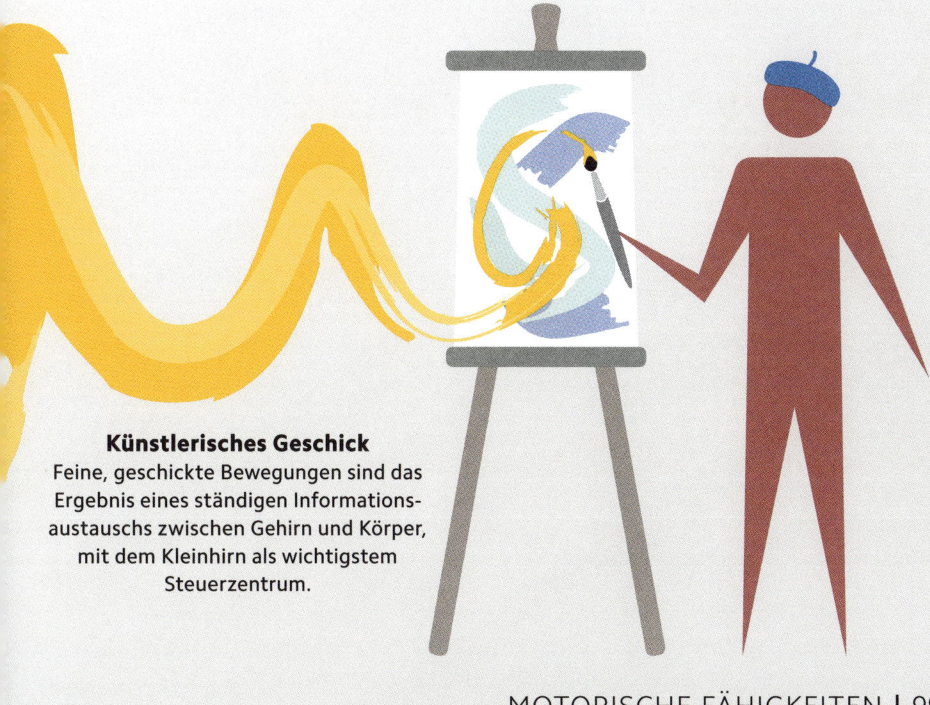

Künstlerisches Geschick
Feine, geschickte Bewegungen sind das Ergebnis eines ständigen Informationsaustauschs zwischen Gehirn und Körper, mit dem Kleinhirn als wichtigstem Steuerzentrum.

DAS SOZIALGEHIRN

E

Wir sind soziale Wesen und daher ist ein beträchtlicher Teil unseres Gehirns den zahlreichen Facetten unseres Zusammenlebens gewidmet. Unsere hoch entwickelte soziale Kompetenz ermöglicht es uns unter anderem, gemeinsam an komplexen Langzeitprojekten zu arbeiten und dicht gedrängt in interaktiven Gemeinschaften zu leben. Die sogenannte Theory of Mind, also die Fähigkeit unseres Gehirns, sich in die Gedankenwelt anderer hineinzuversetzen, spielt in diesem Zusammenhang ebenso eine Schlüsselrolle wie unsere im Gehirn abgespeicherten Moralvorstellungen, Werte und Normen – auch wenn sich diese von Kultur zu Kultur stark unterscheiden können.

»Bereits ab einem Alter von etwa sechs Monaten ... können Babys eine große Vielzahl von Gesichtern erkennen.«

Oliver Sacks

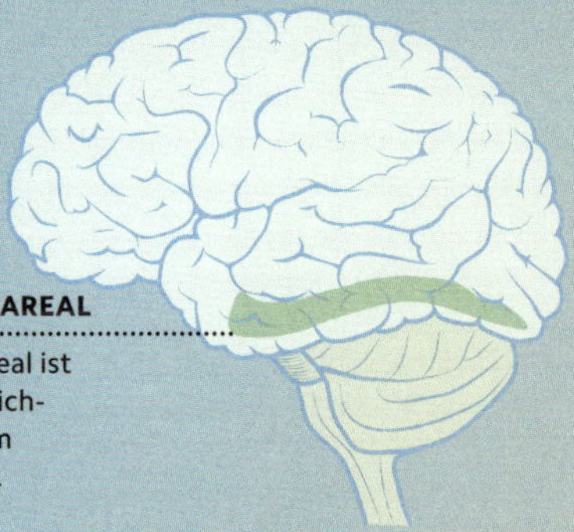

FUSIFORMES GESICHTSAREAL

Das fusiforme Gesichtsareal ist beim Betrachten von Gesichtern aktiv, aber nicht beim Anschauen von Objekten.

KENNE ICH DICH?

Gesichter erkennen zu können, ist für Menschen derart wichtig, dass es dafür im Gehirn sogar ein spezielles Areal gibt: das fusiforme Gesichtsareal in der Spindelwindung (Gyrus fusiformis) der Großhirnrinde. Studien zeigten, dass diese Gehirnregion besonders aktiv ist, wenn wir ein Gesicht betrachten. Wird das Gesichtsareal geschädigt oder inaktiviert, kommt es zur sogenannten Prosopagnosie (Gesichtsblindheit) – einer neurologischen Erkrankung, bei der Betroffene große Probleme haben, Personen anhand des Gesichts zu erkennen oder zu unterscheiden. Dies kann soweit gehen, dass selbst das Gesicht von Familienangehörigen oder sogar das eigene Gesicht nicht mehr erkannt wird.

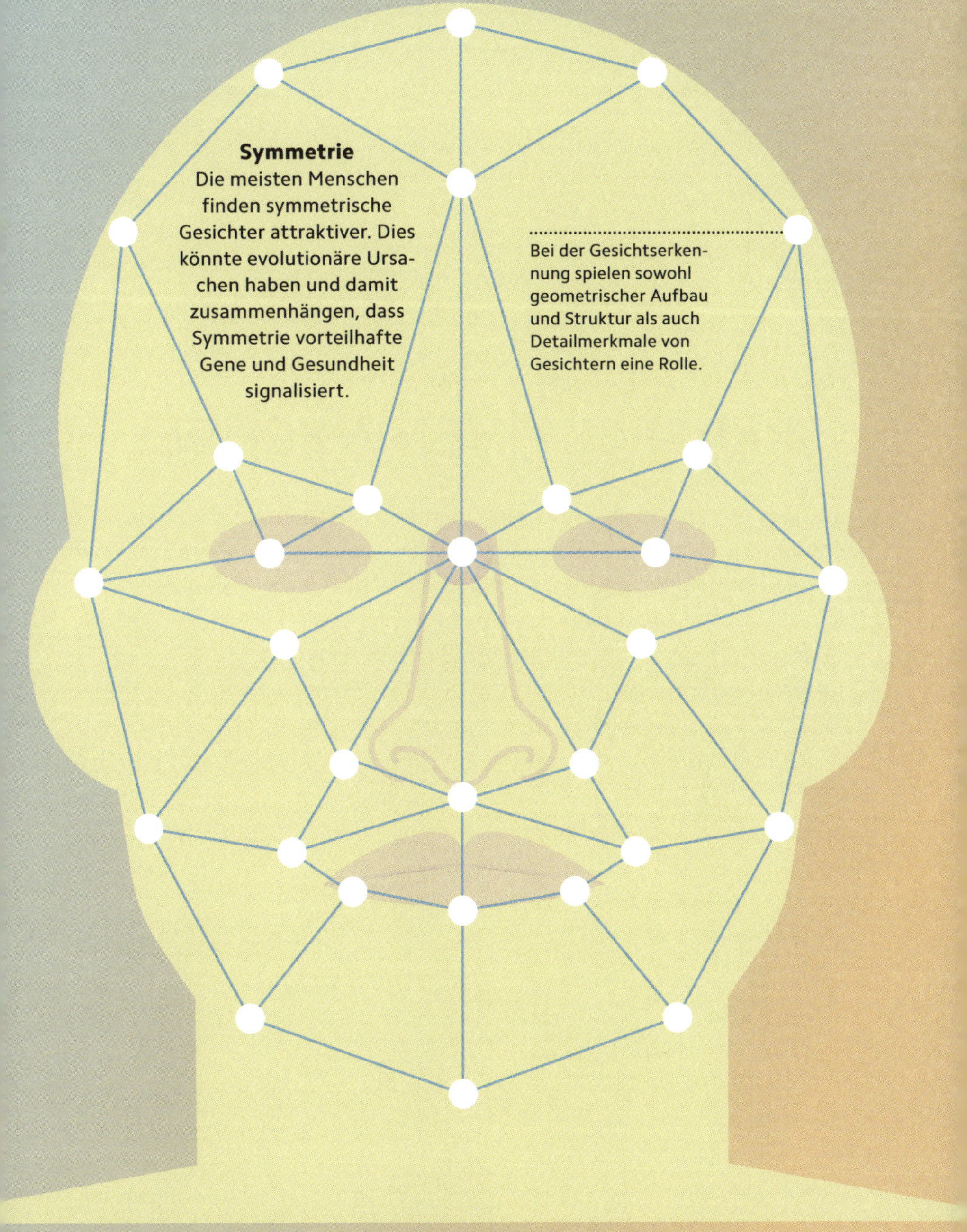
Symmetrie
Die meisten Menschen finden symmetrische Gesichter attraktiver. Dies könnte evolutionäre Ursachen haben und damit zusammenhängen, dass Symmetrie vorteilhafte Gene und Gesundheit signalisiert.
Bei der Gesichtserkennung spielen sowohl geometrischer Aufbau und Struktur als auch Detailmerkmale von Gesichtern eine Rolle.

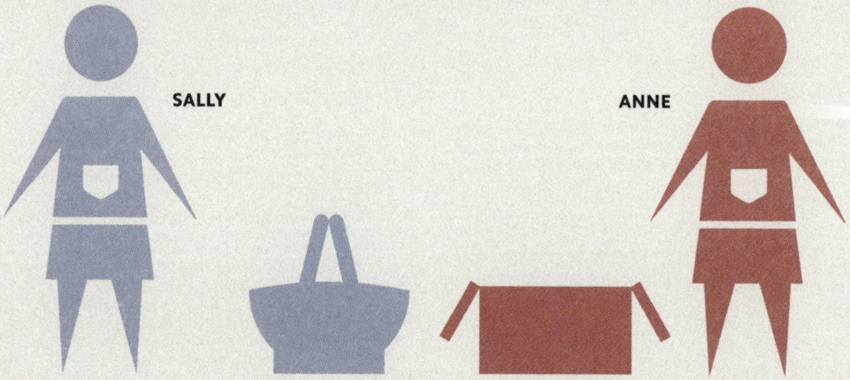
SALLY
ANNE

PERSPEKTIVENWECHSEL

Aufgrund der Theory of Mind kann unser Gehirn mentale Inhalte anderer Menschen – etwa Absichten, Wünsche oder Überzeugungen – erahnen und die Perspektive anderer Personen einnehmen. Die Fähigkeit, sich in andere hineinzuversetzen ermöglicht es uns, anhand bestimmter Hinweise, etwa dem Ausdruck des Gesichts oder der Augen, die Stimmung unserer Mitmenschen zu erfassen und ihr Verhalten recht gut vorherzusagen. Sie ist damit eine wesentliche Voraussetzung für erfolgreiche soziale Interaktionen. Während es Psychopathen (siehe S. 123) durchaus gelingt, sich in andere Personen hineinzudenken und deren Perspektive einzunehmen, haben Autisten (siehe S. 126–127) oft große Schwierigkeiten damit.

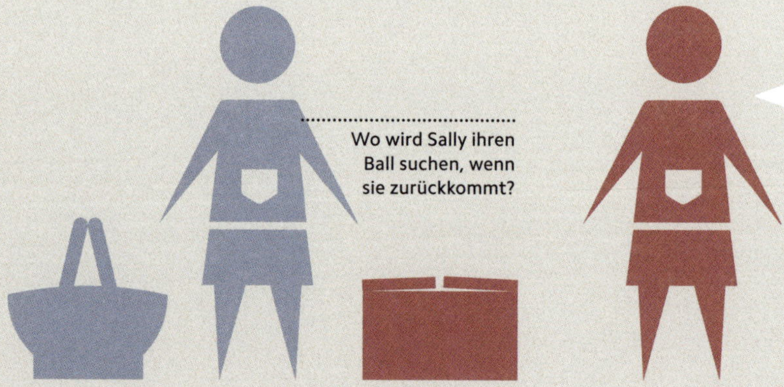
Wo wird Sally ihren
Ball suchen, wenn
sie zurückkommt?

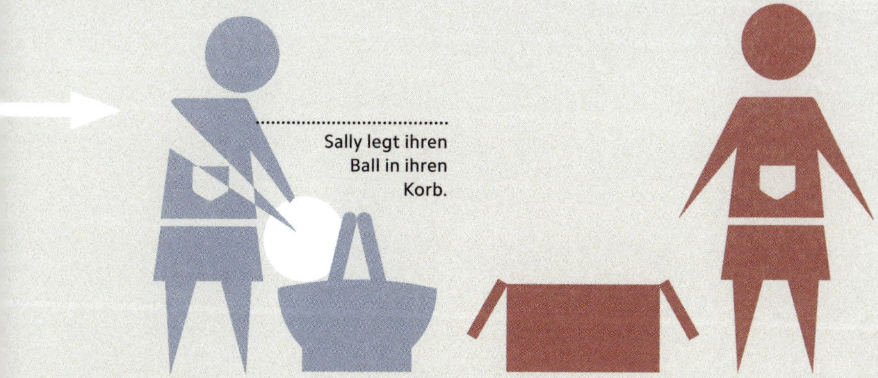
Sally legt ihren Ball in ihren Korb.

Sally-Anne-Test

Mit diesem psychologischen Test wird überprüft, ob Kinder die Fähigkeit besitzen, sich in andere hineinzuversetzen. Um die Testfrage korrekt beantworten zu können, muss ein Kind Sallys Perspektive einnehmen und verstehen, dass Sally bei ihrer Rückkehr natürlich glaubt, dass der Ball noch immer dort liegt, wo sie ihn vor dem Weggehen hingelegt hat. Kinder unter vier Jahren und viele autistische Kinder können sich nicht in Sally hineinversetzen und nehmen fälschlicherweise an, dass Sally – genau wie sie selbst – weiß, dass der Ball jetzt in der Schachtel ist.

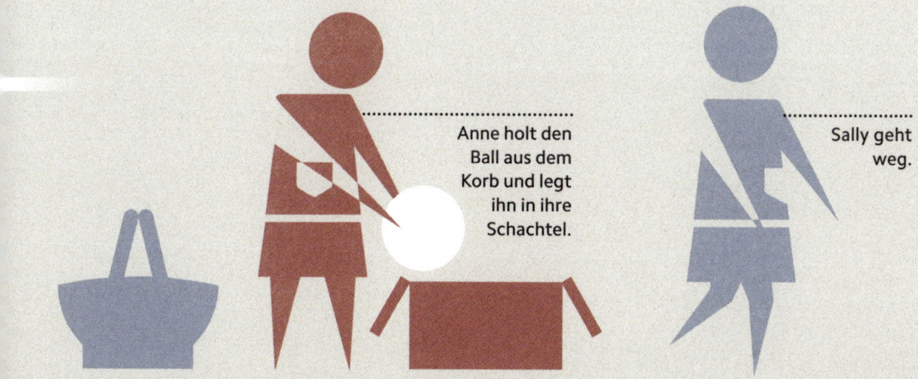
Anne holt den Ball aus dem Korb und legt ihn in ihre Schachtel.
Sally geht weg.

ANDERE LESEN

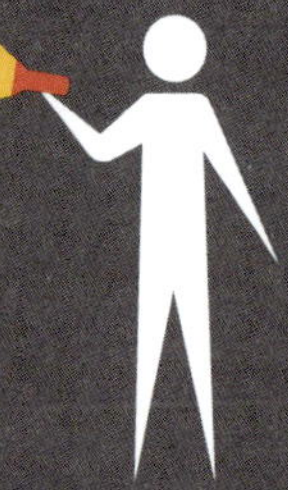

Andere Menschen mithilfe der Theory of Mind (siehe S. 104–105) zu lesen, ermöglicht es uns, ihr Verhalten zu verstehen, zu erklären, vorherzusagen und zu beeinflussen. Das Lesen von Personen ähnelt ein wenig dem Lesen von Texten (siehe S. 86–87), denn auch dabei müssen Zeichen erkannt und gedeutet werden. Damit es gelingt, ist das Zusammenspiel verschiedener Gehirnbereiche notwendig, darunter der präfrontale Kortex, der temporoparietale Übergang und der Precuneus. Während Kindern das Textlesen stets beigebracht werden muss, gelingt ihnen das Lesen von Menschen im Wesentlichen intuitiv. Ihre diesbezüglichen Fähigkeiten werden mithilfe von Eltern und Betreuern lediglich weiterentwickelt und verfeinert.

SPIEGLEIN IM GEHIRN

Spiegelneuronen sind Nervenzellen im Gehirn, die beim Beobachten einer Handlung dieselbe Aktivität zeigen wie bei deren aktiver Ausführung. Die Zellen, die unter anderem auf Körperbewegungen, Gesichtsausdrücke und Körpersprache reagieren, helfen uns beim Erkennen und Nachahmen von Handlungen und erleichtern uns vermutlich das Lernen durch Beobachtung. Spiegelneuronen wurden Anfang der 1990er-Jahre durch Zufall entdeckt, als Forscher die Gehirnaktivität von Laboraffen untersuchten und zu ihrer Überraschung feststellten, dass bestimmte Nervenzellen im Affengehirn nicht nur aktiv waren, wenn die Affen selbst nach ihrer Belohnung griffen, sondern auch, wenn die Wissenschaftler dies für sie taten.

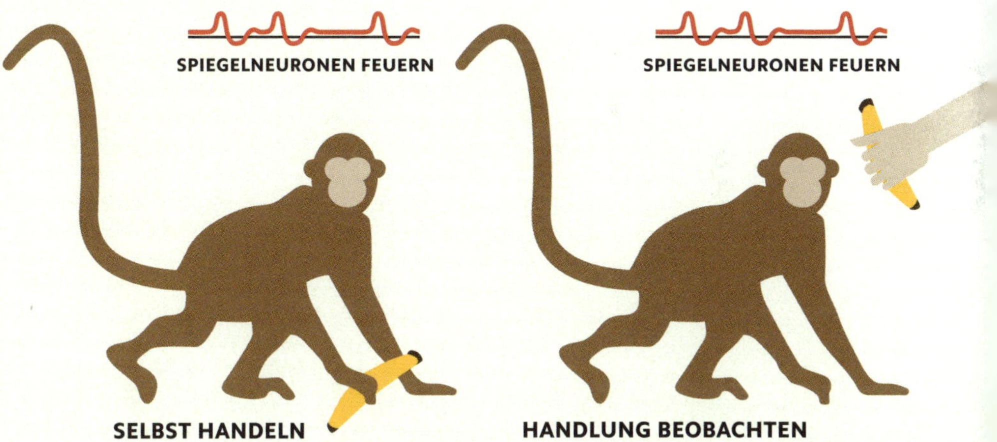

Spiegelneuronen bei Tieren
Spiegelneuronen wurden nicht nur beim Menschen und bei Affen, sondern auch bei einigen anderen höher entwickelten Tierarten wie etwa Ratten nachgewiesen.

MIT ANDEREN MITFÜHLEN

Empathie ist die Fähigkeit, sich in andere hineinzufühlen und ihre Emotionen zu verstehen und nachzuempfinden. Sie bezieht sich auf das Fühlen mit anderen und nicht auf das Fühlen für andere im Sinne von Zuneigung (Sympathie). Studien zeigen, dass in den Gehirnen sehr empathischer Menschen eine ähnliche emotionale Aktivität herrscht wie in den Gehirnen der Personen, deren Emotionen nachempfunden werden.

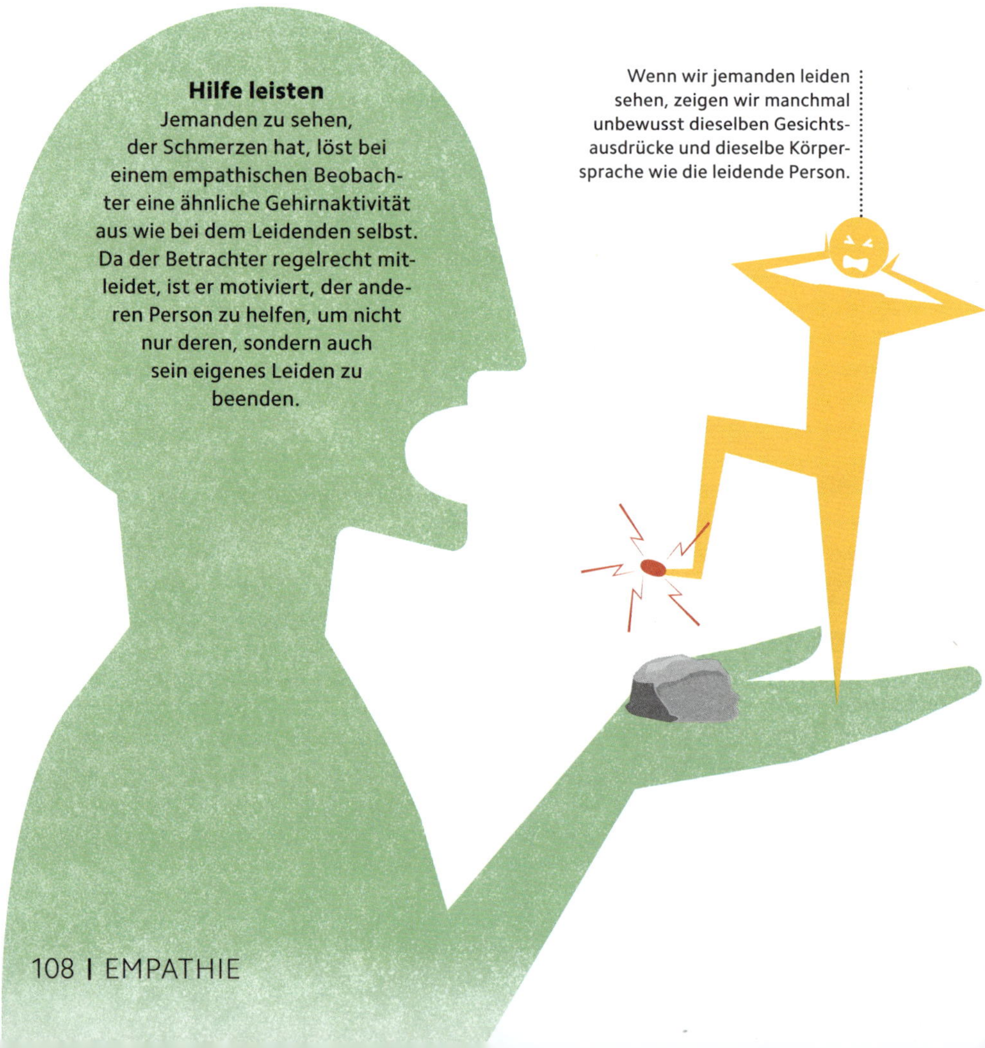

Hilfe leisten
Jemanden zu sehen, der Schmerzen hat, löst bei einem empathischen Beobachter eine ähnliche Gehirnaktivität aus wie bei dem Leidenden selbst. Da der Betrachter regelrecht mitleidet, ist er motiviert, der anderen Person zu helfen, um nicht nur deren, sondern auch sein eigenes Leiden zu beenden.

Wenn wir jemanden leiden sehen, zeigen wir manchmal unbewusst dieselben Gesichtsausdrücke und dieselbe Körpersprache wie die leidende Person.

ENGE BEZIEHUNGEN

Enge Beziehungen zu anderen Menschen aufzubauen, ist für unser Wohlbefinden unverzichtbar. Die Fähigkeit, soziale Kontakte einzugehen und aufrechtzuerhalten, wird durch Oxytocin gefördert – ein vom Hypothalamus im Gehirn gebildetes Hormon, das auch beim Geburtsprozess und beim Stillen eine wichtige Rolle spielt. Oxytocin stärkt die Bindung zwischen Mutter und Säugling ebenso wie die Bindung zwischen Paaren. Außerdem steigert das »Kuschelhormon« das Vertrauen in andere Menschen und führt zu empathischerem und uneigennützigerem Verhalten. Da Oxytocin die Ausschüttung des Stresshormons Cortisol verringert, kann es auch Stress und soziale Ängste reduzieren.

Chemische Belohnung
»Glückshormone« wie Dopamin, Serotonin und Oxytocin (hier dargestellt) lösen positive Emotionen in uns aus. Da sie u. a. bei engen und angenehmen Sozialkontakten ausgeschüttet werden, konditionieren sie uns darauf, die Nähe anderer Menschen zu suchen.

$C_{43}H_{66}N_{12}O_{12}S_2$
OXYTOCIN

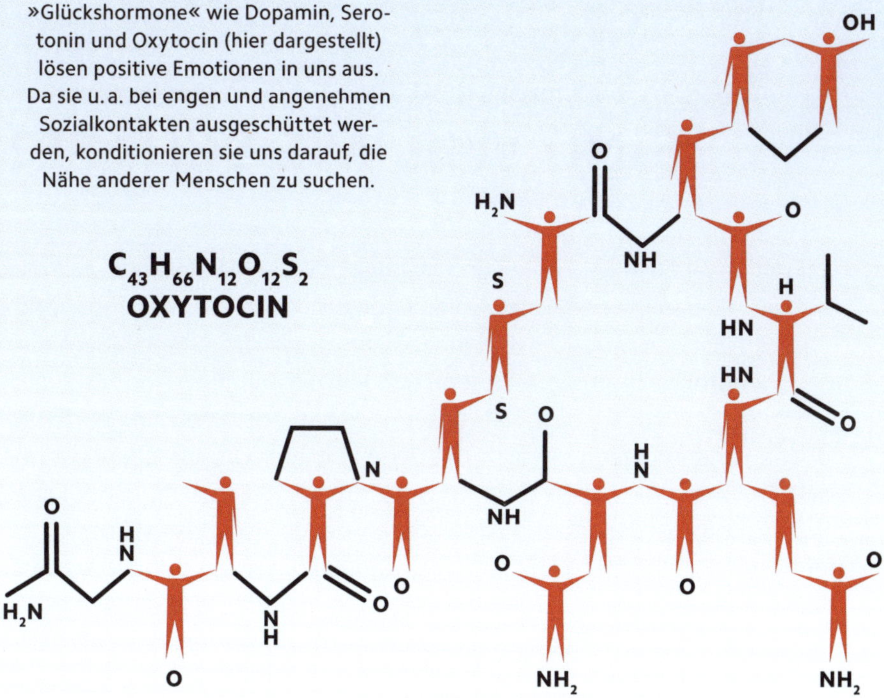

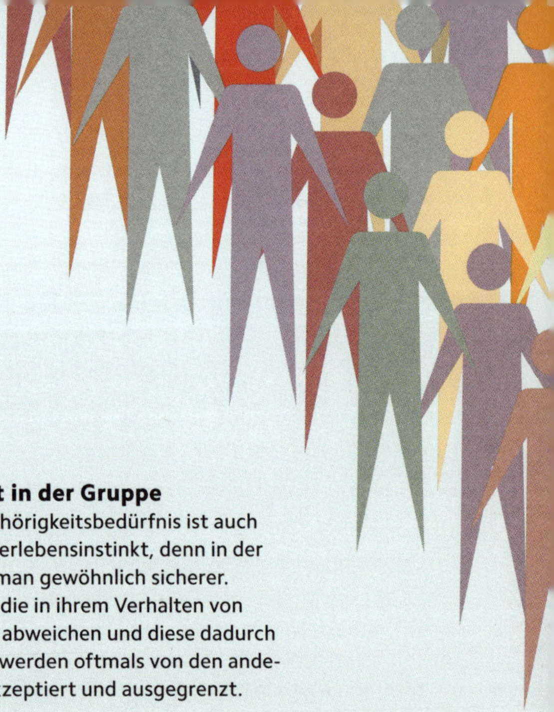

Sicherheit in der Gruppe
Unser Zugehörigkeitsbedürfnis ist auch eine Art Überlebensinstinkt, denn in der Gruppe ist man gewöhnlich sicherer. Individuen, die in ihrem Verhalten von der Gruppe abweichen und diese dadurch gefährden, werden oftmals von den anderen nicht akzeptiert und ausgegrenzt.

SIND WIR WIE SCHAFE?

Das Bedürfnis nach Zugehörigkeit ist tief in uns verwurzelt und beeinflusst unser Denken, Fühlen und Handeln. Wir teilen viel eher die Meinungen, Gedanken und Gefühle von Gruppen, denen wir uns zugehörig fühlen, als die von Außenstehenden. Wir neigen dazu, Mitgliedern der Eigengruppe mehr zu vertrauen und leichter mit ihnen mitzufühlen. Häufig sind wir sogar bereit, unsere eigenen Ansichten zu ignorieren oder zu ändern, wenn sie nicht mit denen unserer Gruppe übereinstimmen. Doch das alles heißt nicht, dass wir grundsätzlich nicht in der Lage wären, dem Herdentrieb zu widerstehen – auch wenn das oft schwieriger ist, als es nicht zu tun. Einer der Gründe dafür, dass es uns so schwer fällt, nicht der eigenen Gruppe zu folgen, liegt vermutlich darin, dass in unserem Gehirn mit Schmerz in Zusammenhang stehende Areale aktiviert werden, wenn wir uns ausgeschlossen und sozial isoliert fühlen.

Das Gefühl dazuzugehören und sozial akzeptiert zu sein, setzt im Gehirn das »Glückshormon« Oxytocin frei.

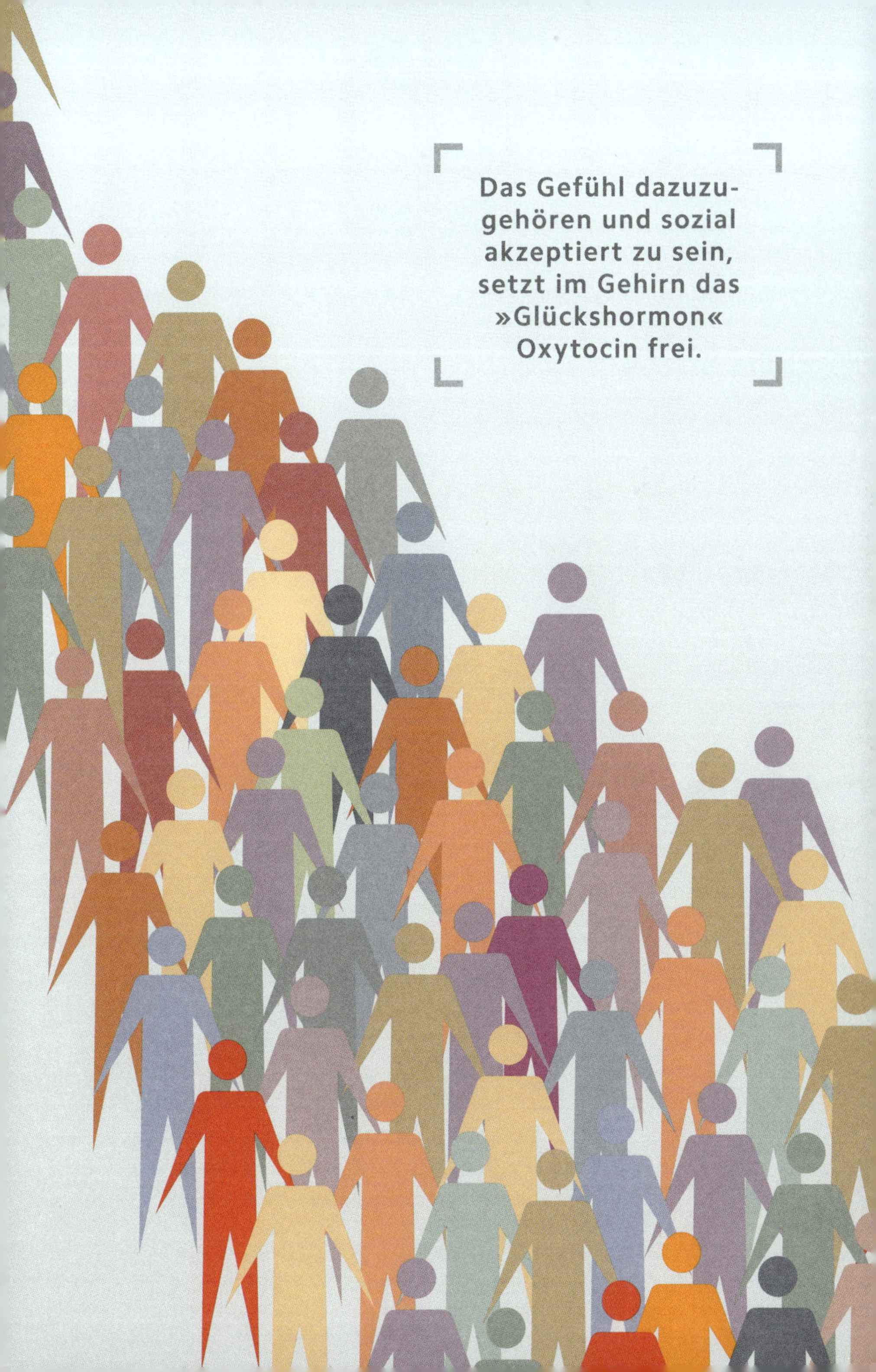

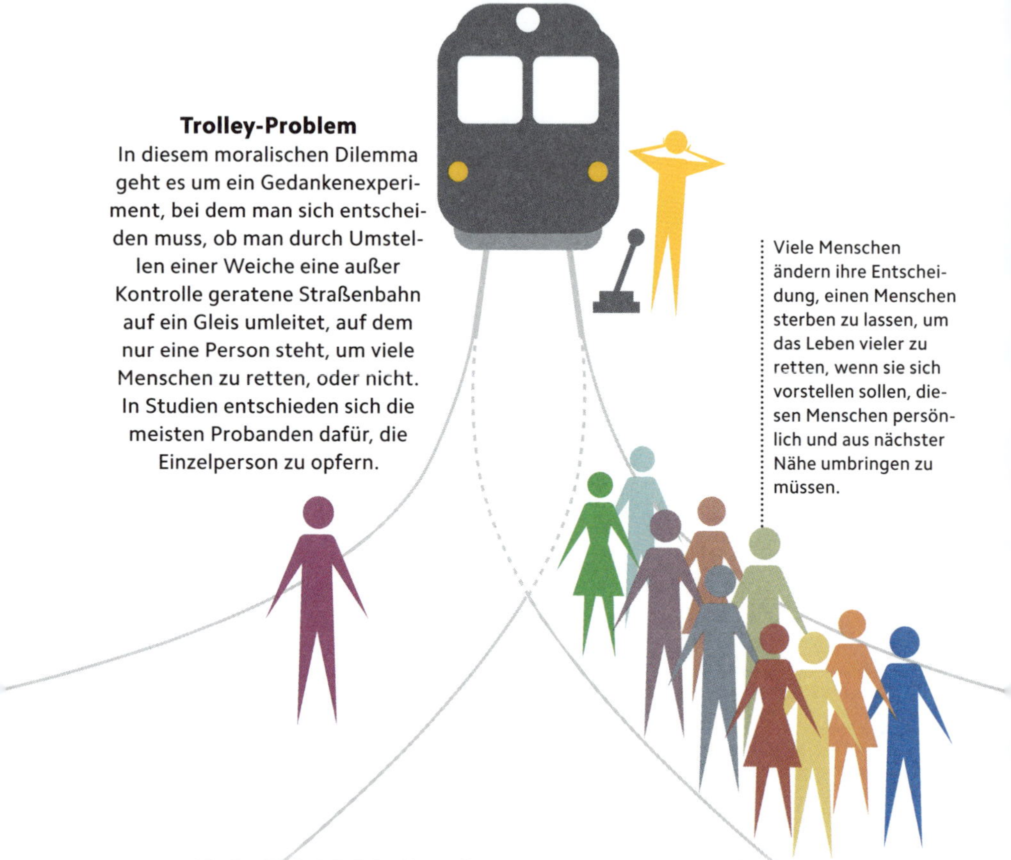

Trolley-Problem
In diesem moralischen Dilemma geht es um ein Gedankenexperiment, bei dem man sich entscheiden muss, ob man durch Umstellen einer Weiche eine außer Kontrolle geratene Straßenbahn auf ein Gleis umleitet, auf dem nur eine Person steht, um viele Menschen zu retten, oder nicht. In Studien entschieden sich die meisten Probanden dafür, die Einzelperson zu opfern.

Viele Menschen ändern ihre Entscheidung, einen Menschen sterben zu lassen, um das Leben vieler zu retten, wenn sie sich vorstellen sollen, diesen Menschen persönlich und aus nächster Nähe umbringen zu müssen.

RICHTIG ODER FALSCH?

Moral, also die Gesamtheit unserer sittlichen Normen und Werte, ist eine der zentralen Säulen unseres Zusammenlebens. Während etliche unserer Moralvorstellungen durchaus stark von der Kultur abhängen, in der wir leben, scheinen gewisse Grundzüge moralischen Verhaltens bereits sehr früh in unseren Gehirnen verankert zu sein. Schon sehr kleine Kinder spüren in vielen Situationen intuitiv, ob diese moralisch richtig und gut oder moralisch falsch und schlecht sind, und sie versuchen, anderen zu helfen und sie zu trösten. Emotions- und empathiegetriebene moralische Entscheidungen sind auf neuronale Aktivitäten im präfrontalen Kortex zurückzuführen.

GANZ ALLEIN

Fehlende Sozialkontakte und das Gefühl von Einsamkeit können im Körper Stressreaktionen auslösen. Hält die gefühlte Isolation lange an, können sowohl Körper als auch Psyche Schaden nehmen. Zu den möglichen Auswirkungen des Alleinseins zählen unter anderem ein erhöhter Blutdruck, ein geschwächtes Immunsystem, Depressionen und ein erhöhtes Risiko, an Alzheimer zu erkranken. Die gesundheitlichen Folgen quälender Langzeiteinsamkeit sind möglicherweise ähnlich gravierend wie die von Rauchen oder Fettleibigkeit. Studien zur Gehirnaktivität haben gezeigt, dass Zuwendung, etwa das Halten der Hand durch eine vertraute Person, Schmerz und Stress lindern kann. Die Möglichkeit, ihre Probleme und ihren Schmerz mit anderen zu teilen und dadurch zu reduzieren, fehlt einsamen Menschen oft.

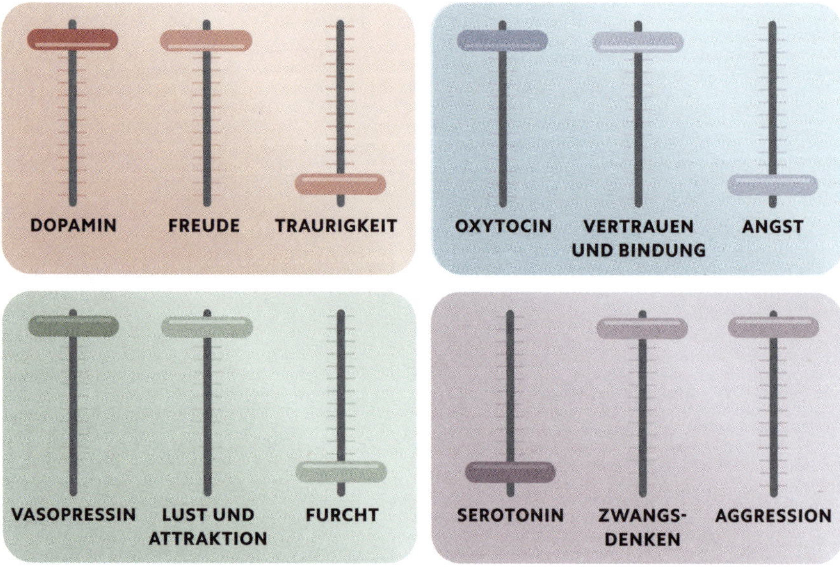

»Liebeshormone«
Wenn wir verliebt sind, verändern sich die Konzentrationen bestimmter chemischer Botenstoffe im Gehirn und im Körper. Das hat u. a. Glücksgefühle und gesteigerte sexuelle Lust zur Folge und verringert unangenehme Gefühle wie Angst.

GEHIRN UND LIEBE

Während Liebe früher als Herzensangelegenheit galt, weiß man heute, dass sie sich in unserem Gehirn abspielt. Wenn wir frisch verliebt sind, wird das Belohnungssystem im Gehirn aktiv und es werden große Mengen Dopamin freigesetzt. Das »Glückshormon« versetzt uns in Euphorie und kann uns beinah süchtig nach dem neuen Partner machen. Während der Dopaminspiegel bei Frischverliebten steigt, nimmt der Serotoninspiegel häufig ab. Das kann dazu führen, dass unsere Gedanken wie unter Zwang nur noch um den Partner kreisen. Wenn aus Verliebtsein Liebe werden soll, kommen die Hormone Oxytocin und Vasopressin ins Spiel. Sie sorgen für Vertrautheit und fördern die langfristige Paarbindung.

VON GEBURT AN?

Die Ergebnisse einiger Studien deuten darauf hin, dass homosexuelle Frauen und Männer in ihrer Hirnaktivität dem jeweils anderen Geschlecht ähneln. Ob es eine Beziehung zwischen der Hirnchemie oder der Hirnstruktur und dem sozialen Geschlecht beziehungsweise der Sexualorientierung gibt, ist jedoch umstritten. Es gibt allerdings Hinweise darauf, dass die spätere Geschlechtsidentität und die spätere sexuelle Orientierung bereits von Geburt an feststehen könnten. Vorgeburtliche Konditionierungen, hervorgerufen unter anderem durch die Menge an bestimmten Hormonen wie Testosteron, denen der Fötus während der Schwangerschaft ausgesetzt ist, könnten ein bestimmender Faktor sein.

Ein Kaleidoskop von Möglichkeiten
Es gibt eine ganze Reihe von Geschlechtsidentitäten und sexuellen Orientierungen, die wiederum in vielfältiger Weise kombiniert werden können.

NEURO-
DIVERS

ITÄT

Bei neurodivergenten Menschen weichen die kognitiven Funktionen von dem ab, was gewöhnlich als »normal« angesehen wird. Betroffene Personen nehmen ihre Umwelt häufig anders wahr, lernen und denken vielfach anders und können atypisches, nicht situationsgerecht erscheinendes Verhalten zeigen. Beispiele für neurobiologische Abweichungen von der Norm sind Autismus, Aufmerksamkeitsdefizit-/Hyperaktivitätsstörung (ADHS) und Lese- und Rechtschreibstörung (Legasthenie). Während diese Syndrome gemeinhin als psychische Erkrankungen aufgefasst werden, möchte das noch recht junge Konzept der Neurodiversität sie als neurologische Varianten innerhalb des Normbereichs verstanden sehen.

WIR SIND NICHT ALLE GLEICH

Der Begriff Neurodiversität wird benutzt, um die große Variationsbreite menschlicher Gehirne und ihrer kognitiven Funktionen anzuerkennen. Die Gehirne neurodivergenter Menschen funktionieren auf kognitiver Ebene teilweise atypisch. Manche Betroffene haben dadurch zum Beispiel Probleme, sich in andere hineinzuversetzen und mitzufühlen. Anderen fällt es schwer, Bewegungen und Handlungen zu koordinieren und zu planen (Dyspraxie) und wieder andere neigen zu Hyperaktivität. Während ein Teil der neurodivergenten Menschen permanent auf Unterstützung und Rücksichtnahme angewiesen sind, um das Leben zu meistern, kommen andere mit ihrer Andersartigkeit gut zurecht und erbringen zuweilen auf bestimmten Gebieten sogar herausragende Leistungen.

ASS Autismus-Spektrum-Störungen (ASS) führen u. a. zu Problemen bei sozialen Interaktionen. Autisten fehlt z. B. häufig das Verständnis für die Vorstellungen und Absichten anderer.

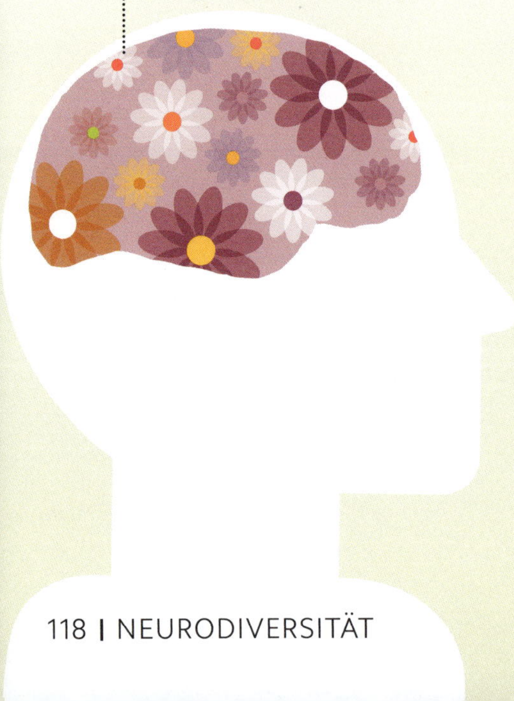

ADHS Menschen mit Aufmerksamkeitsdefizit-/Hyperaktivitätsstörung (ADHS) fällt es oft schwer, sich zu konzentrieren, Dinge zu planen oder zu organisieren.

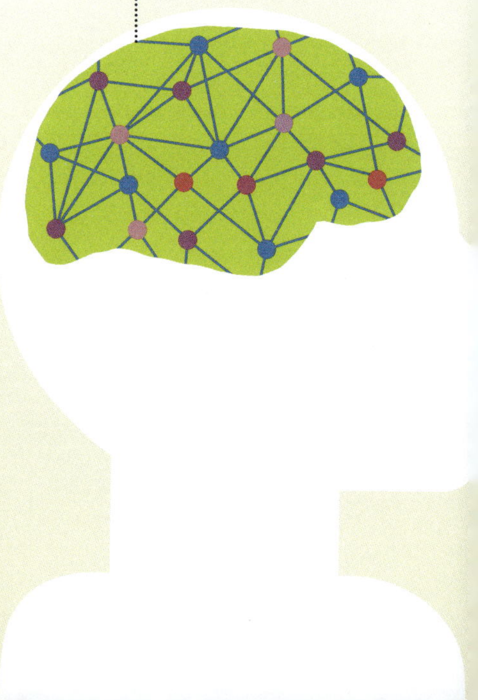

»Neurodiversität könnte für die Menschheit so wichtig sein, wie Biodiversität für das Leben im Allgemeinen.«

Harvey Blume

Warum denken wir unterschiedlich?

Bislang ist nicht eindeutig geklärt, wodurch die Unterschiede in den kognitiven Gehirnfunktionen zustande kommen. Allerdings weisen Studien darauf hin, dass beim Entstehen von neurobiologischen Abweichungen ganz unterschiedliche Ursachen eine Rolle spielen könnten. Neben genetischen Faktoren scheinen sich u. a. auch Belastungen während der Schwangerschaft und andere Umwelteinflüsse auswirken zu können.

LEGASTHENIE

Legastheniker haben Probleme mit dem Schreiben und Lesen. Nach Schätzungen sind etwa 4-5 % der Menschen von einer Legasthenie betroffen.

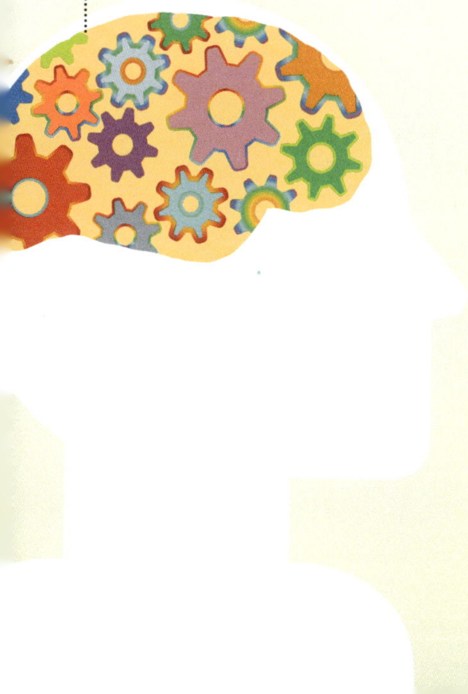

NEUROTYPISCH

Jeder, dessen kognitive Hirnfunktionen mit denen der Mehrheit der Menschen vergleichbar sind, wird als neurotypisch bezeichnet.

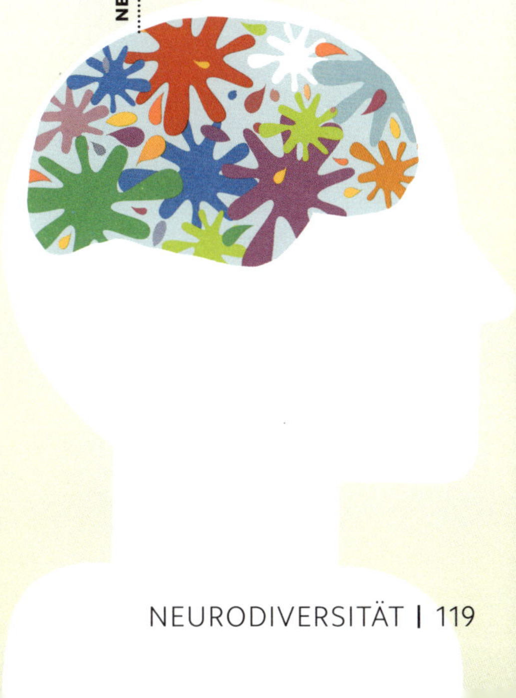

STARRE MUSTER

Persönlichkeitsstörungen sind tief sitzende, lang andauernde Denk-, Erlebens- und Verhaltensmuster, die stark von der Norm abweichen und Probleme im Umgang mit anderen Menschen sowie erheblichen Leidensdruck verursachen können. Die Störungen werden gewöhnlich anhand der jeweils hervorstechenden Persönlichkeitsmerkmale in drei Hauptgruppen eingeteilt. Menschen mit Borderline-Syndrom zum Beispiel sind häufig emotional instabil und sehr impulsiv und werden daher der Gruppe B zugeordnet, während etwa Personen mit einer abhängigen Persönlichkeitsstörung unter anderem unter starken Trennungsängsten leiden und folglich in Gruppe C zu finden sind. Es gibt Hinweise darauf, dass die Gehirnaktivität zumindest bei einigen Persönlichkeitsstörungen teilweise verändert ist, wobei sowohl Aktivitätssteigerungen als auch Aktivitätsminderungen in bestimmten Hirnarealen festgestellt wurden.

GRUPPE A

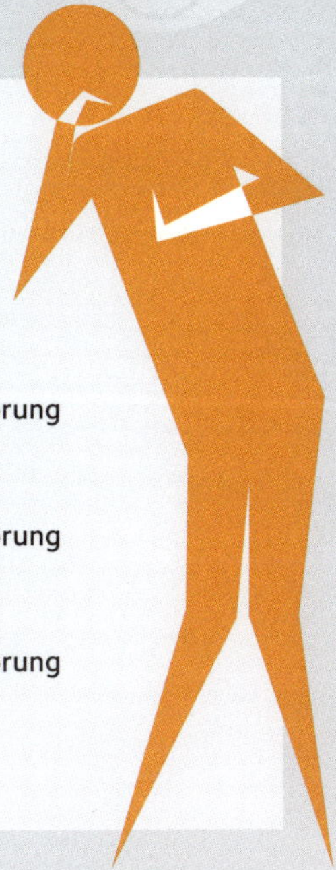

SONDERBAR UND EXZENTRISCH

Paranoide Persönlichkeitsstörung

Schizotypische Persönlichkeitsstörung

Schizoide Persönlichkeitsstörung

GRUPPE B

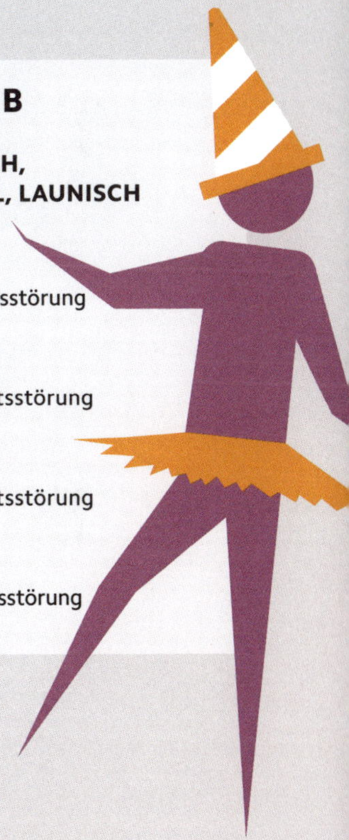

DRAMATISCH, EMOTIONAL, LAUNISCH

Antisoziale Persönlichkeitsstörung

Narzisstische Persönlichkeitsstörung

Histrionische Persönlichkeitsstörung

Borderline-Persönlichkeitsstörung

GRUPPE C

UNSICHER UND ÄNGSTLICH

Ängstlich-vermeidende Persönlichkeitsstörung

Abhängige Persönlichkeitsstörung

Zwanghafte Persönlichkeitsstörung

BRILLANTE KÖPFE

Menschen mit überragender Intelligenz oder außergewöhnlichen kreativen Fähigkeiten werden häufig als Genies bezeichnet. Während manche Genies herausragende Leistungen auf verschiedenen Gebieten erbringen können, leisten andere nur in einem bestimmten Bereich Außergewöhnliches. Studien deuten darauf hin, dass die Struktur des Gehirns mit beiden Arten von Genialität zu tun haben könnte. So fand sich in den Gehirnen von Universalgenies unter anderem eine ungewöhnlich große Zahl langer neuronaler Verbindungen zwischen vielen Hirnarealen unterschiedlicher kognitiver Funktion. Genies mit überragenden Fähigkeiten auf nur einem Gebiet besaßen dagegen überdurchschnittlich viele kurze neuronale Verknüpfungen in einem oder in wenigen Hirnarealen.

Unterschiedliche Genialität
Menschen von allgemeiner kreativer Brillanz aktivieren mehr Hirnareale, um neue Ideen hervorzubringen, als Personen, die nur auf bestimmten Gebieten geistige Höchstleistungen vollbringen können.

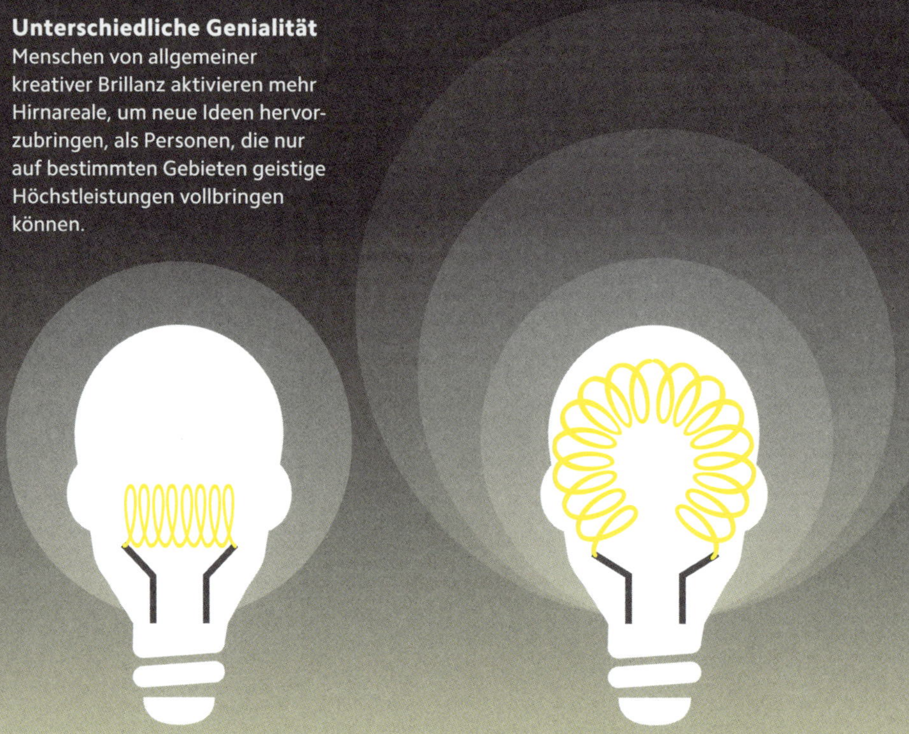

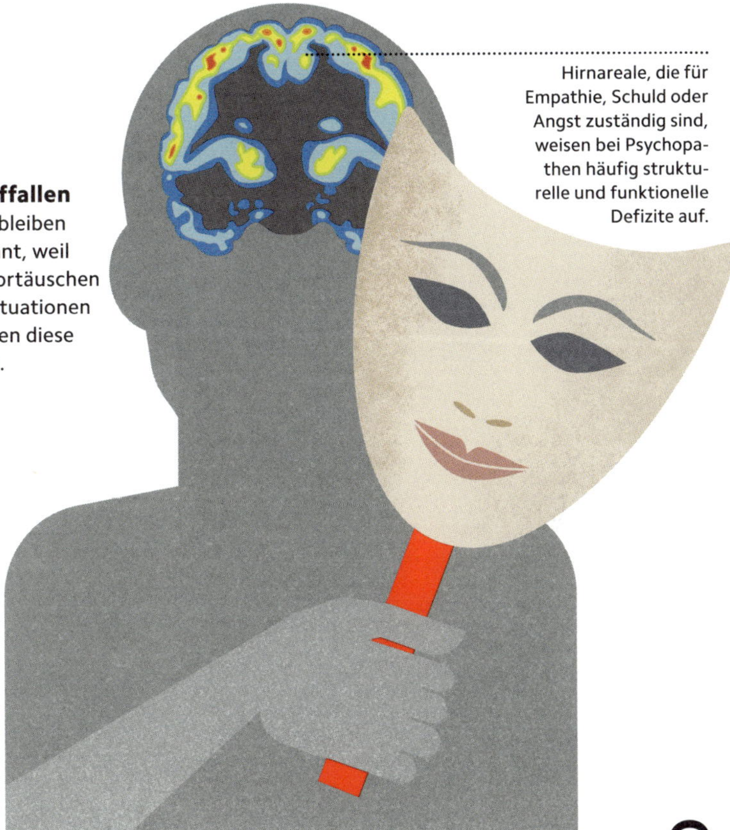

Hirnareale, die für Empathie, Schuld oder Angst zuständig sind, weisen bei Psychopathen häufig strukturelle und funktionelle Defizite auf.

Nur nicht auffallen
Psychopathen bleiben häufig unerkannt, weil sie Empathie vortäuschen können oder Situationen meiden, in denen diese erforderlich ist.

OHNE GEWISSEN

Psychopathen kennen weder Empathie, noch Schuldgefühle oder Gewissensbisse. Sie zeigen häufig antisoziales Verhalten, können sehr impulsiv sein und sind wahre Meister der Manipulation. Aufgrund ihrer Persönlichkeitsmerkmale landen psychopathische Menschen nicht nur überdurchschnittlich häufig im Gefängnis, sondern auch in Führungsetagen von Unternehmen. Die Gehirne von Psychopathen weisen in verschiedenen Arealen Funktionsanomalien und verminderte Aktivität auf – darunter auch solche, die für Mitgefühl und Schuldgefühle verantwortlich sind. Anders als neurotypische Personen bleiben Psychopathen daher emotional meist vollkommen unbeteiligt, wenn sie unmoralisch handeln oder andere Menschen leiden sehen.

REALITÄTSVERLUST

Die Symptome einer Schizophrenie werden traditionell in Positivsymptome und Negativsymptome unterteilt. Zu den Positivsymptomen zählen unter anderem Denk- und Ich-Störungen sowie der Verlust des Realitätsbezugs (Psychose), der sich zum Beispiel in Form von Halluzinationen (meist visuell oder auditiv) oder Wahnvorstellungen äußern kann. Zu den Negativsymptomen gehören unter anderem Apathie, Sprachverarmung (Alogie), Antriebslosigkeit und generelle Gefühlsarmut. Die genauen Ursachen der Schizophrenie sind unbekannt. Experten vermuten, dass sowohl genetische Veranlagung als auch Umweltfaktoren eine Rolle beim Entstehen der Erkrankung spielen. Die Gehirne von schizophrenen Menschen weichen in Aufbau und Physiologie teilweise von den Gehirnen gesunder Menschen ab. So ist etwa in schizophrenen Gehirnen der Dopaminhaushalt gestört und das Volumen bestimmter frontotemporaler Hirnareale vermindert, während die Seitenventrikel erweitert sind.

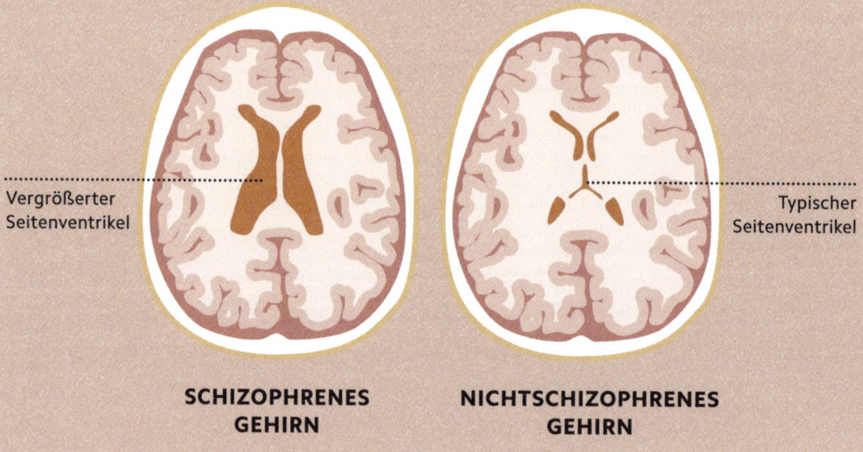

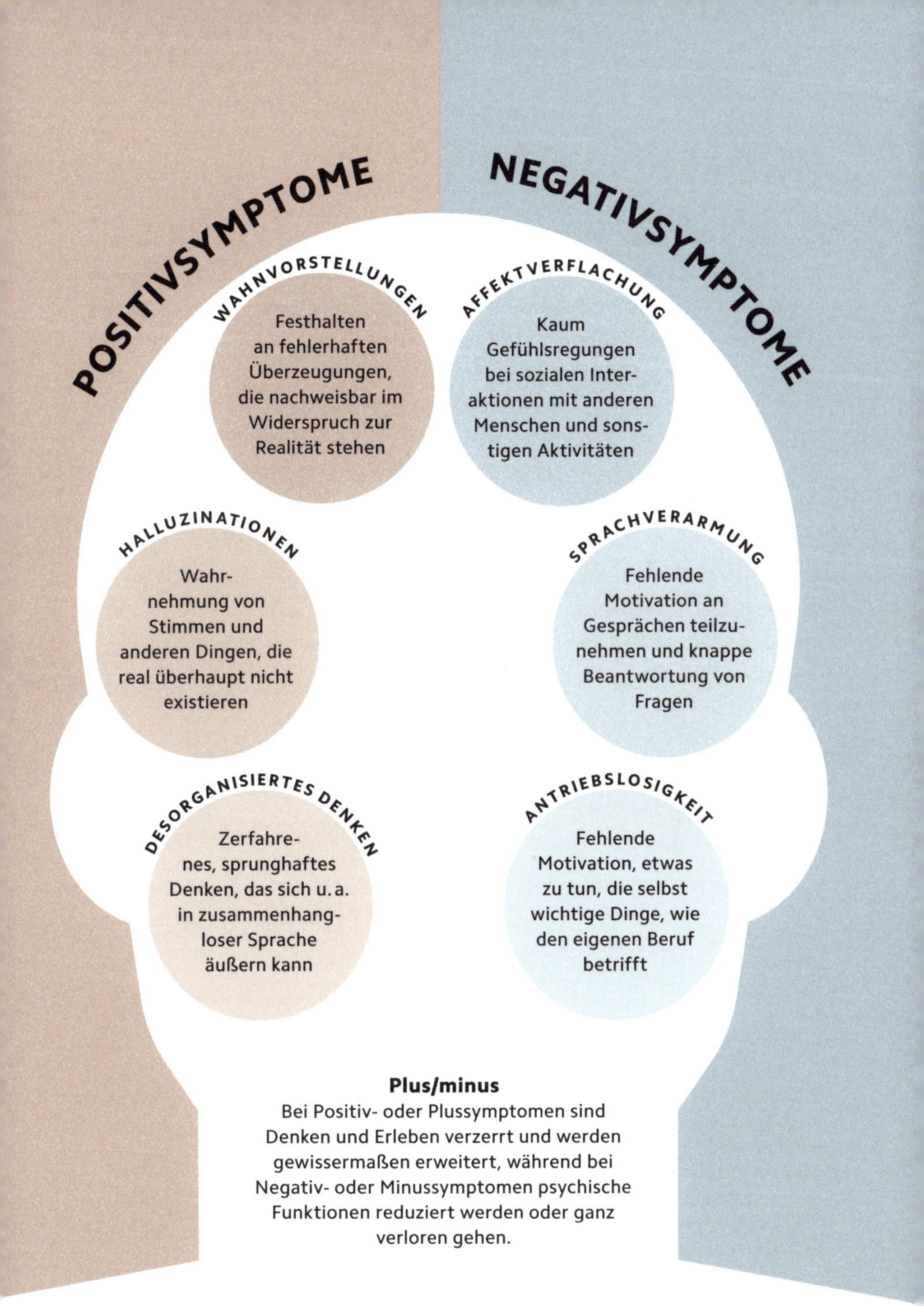

Plus/minus

Bei Positiv- oder Plussymptomen sind Denken und Erleben verzerrt und werden gewissermaßen erweitert, während bei Negativ- oder Minussymptomen psychische Funktionen reduziert werden oder ganz verloren gehen.

BREITES SPEKTRUM

Autismus-Spektrum-Störungen (ASS) sind komplexe und tiefgreifende neurologische Entwicklungsstörungen, deren Art und Ausprägung individuell sehr verschieden sein kann. Menschen mit einer ASS haben typischerweise Probleme im sozialen Umgang mit ihren Mitmenschen. Es fällt ihnen zum Beispiel meist schwer, Beziehungen aufzubauen oder Interesse an anderen zu zeigen. Aufgrund ihrer häufig nur schwach entwickelten Theory of Mind (siehe S. 104–105) haben sie oft große Schwierigkeiten, sich in andere hineinzuversetzen. Viele Autisten haben Sprach- und Kommunikationsprobleme, zeigen stereotypes, ritualisiertes Verhalten und sperren sich gegen Veränderungen. Außerdem reagieren sie häufig entweder übertrieben stark oder ungewöhnlich schwach auf bestimmte Umweltreize. Die Gehirnentwicklung von Kindern mit Autismus-Spektrum-Störungen scheint schon vorgeburtlich anders zu verlaufen als die von gesunden Kindern.

DIE MEISTEN MENSCHEN DENKEN, DAS AUTISMUS-SPEKTRUM EINES MENSCHEN SEI LINEAR AUSGEPRÄGT.

Ein weitverbreitetes Missverständnis
Vielen Menschen ist nicht bewusst, dass Autismus in zahlreichen verschiedenen Formen auftreten kann. So können z. B. manche Aufgaben für den einen Autisten überfordernd, für einen anderen dagegen kinderleicht sein. Auch die Ausprägung der Symptome unterscheidet sich in Abhängigkeit von der Autismusform teilweise deutlich.

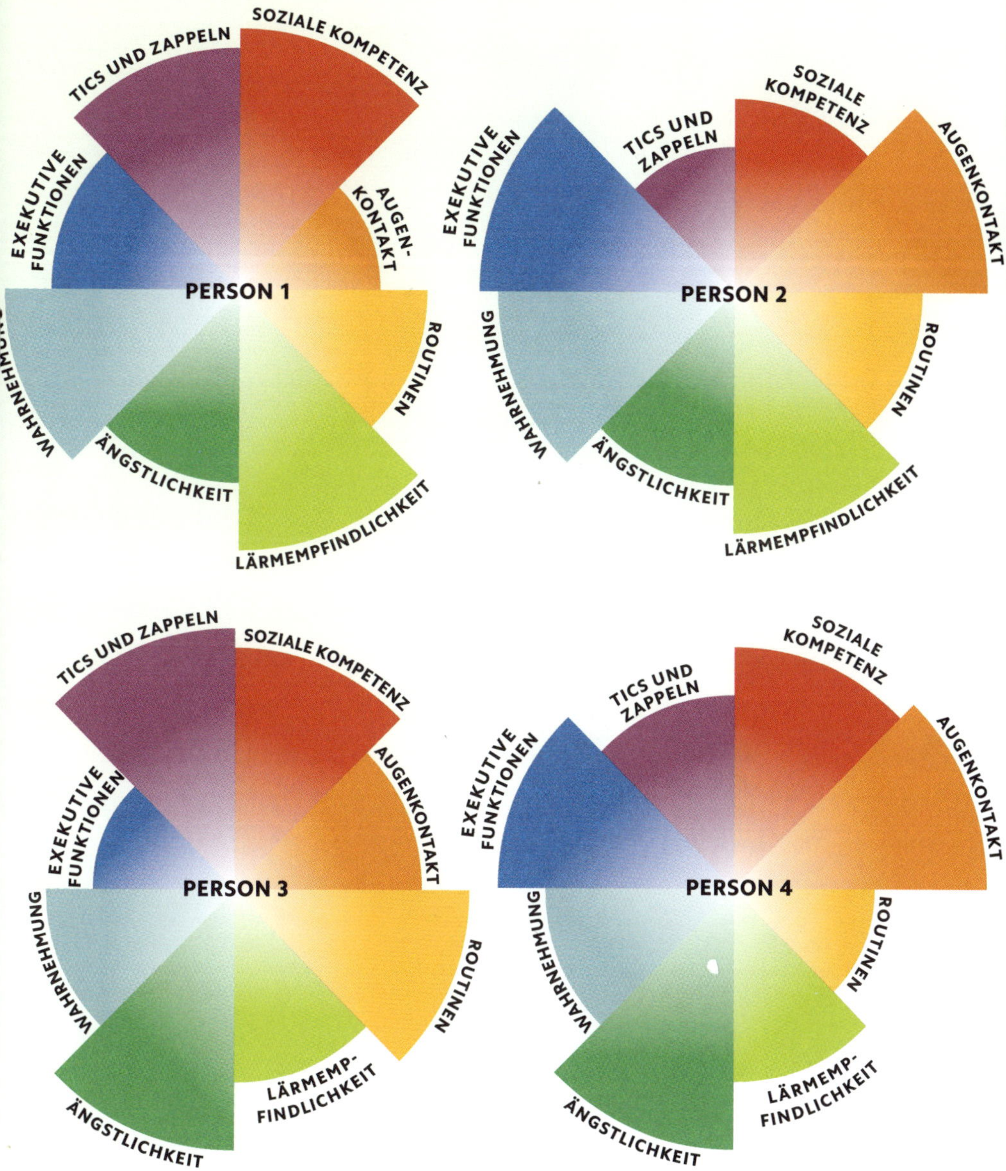

SO IST DAS AUTISMUS-SPEKTRUM TATSÄCHLICH: DIE EINZELNEN BEREICHE KÖNNEN SEHR UNTERSCHIEDLICH AUSGEPRÄGT SEIN.

DAS
RATION
GEHIRN

A L E

In unserem Alltagsleben müssen wir ständig Entscheidungen treffen oder Situationen einschätzen, um angemessen reagieren zu können. Der unbewusste Impuls, etwas zu tun oder zu lassen, mag zwar zunächst vom emotionalen Hirnzentrum (siehe S. 16–17) ausgehen, doch dieses hat oft nicht das letzte Wort. Das hat der präfrontale Kortex im Frontallappen des Gehirns. Er kann bewusst und steuernd eingreifen, um emotionale Impulse abzumildern oder auch zu blockieren. Im präfrontalen Kortex werden Informationen aus vielen anderen Hirnarealen abgeglichen, um durchdachte Entscheidungen zu fällen oder situationsgerechte Handlungspläne zu entwerfen.

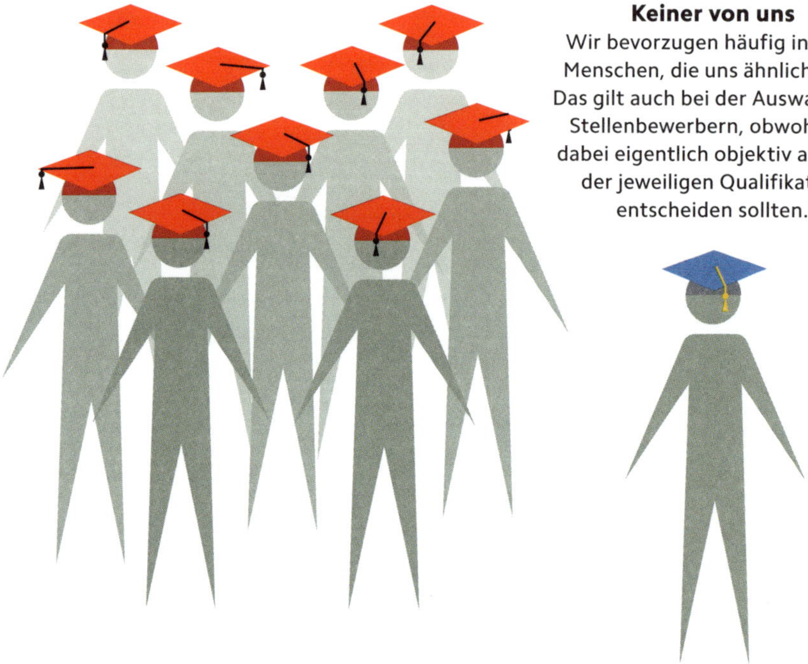

Keiner von uns
Wir bevorzugen häufig intuitiv Menschen, die uns ähnlich sind. Das gilt auch bei der Auswahl von Stellenbewerbern, obwohl wir dabei eigentlich objektiv anhand der jeweiligen Qualifikation entscheiden sollten.

INTUITION ODER VERSTAND?

Unser Verstand ist für uns von unschätzbarem Wert und wir schalten ihn daher sehr häufig ein. Dennoch treffen wir auch viele Entscheidungen, die sich mit Vernunft nicht erklären lassen. Wir treffen sie intuitiv, schnell und unbewusst, sprichwörtlich aus dem Bauch heraus. Intuition ist eine Art unbewusste Intelligenz und sie kann rationalem Denken in manchen Situationen überlegen sein – allerdings nicht in allen. Beim Lösen komplexer Matheaufgaben etwa wird fraglos unser logischer Verstand benötigt. Es gibt zudem Situationen, die sowohl intuitives als auch rationales Denken erfordern. Beim Kauf eines Hauses etwa ist es nicht nur sinnvoll, über den Preis und andere Kaufaspekte nachzudenken, sondern auch seinen Bauch zu befragen, denn der sagt einem vielleicht, ob man tatsächlich an diesem Ort leben möchte.

IM BRUCHTEIL EINER SEKUNDE

Informationen aus der Umwelt, die in unser Gehirn gelangen, sind anfangs noch unbewusst und bruchstückhaft. Bei der visuellen Wahrnehmung werden beispielsweise Farbe, Form, Position und Bewegung zunächst getrennt erfasst und schließlich im visuellen Kortex zu einem Bild zusammengesetzt. Neben den Bildinformationen verarbeitet das Gehirn gleichzeitig eine Fülle weiterer begleitender Umweltreize und Informationen, etwa Geräusche, Gerüche, Gefühle oder Erinnerungen. Das alles geschieht blitzschnell: In weit weniger als einer Sekunde entsteht in unserem Gehirn aus einer Flut von Teilinformationen ein bewusst wahrgenommener Gesamteindruck der jeweiligen Situation.

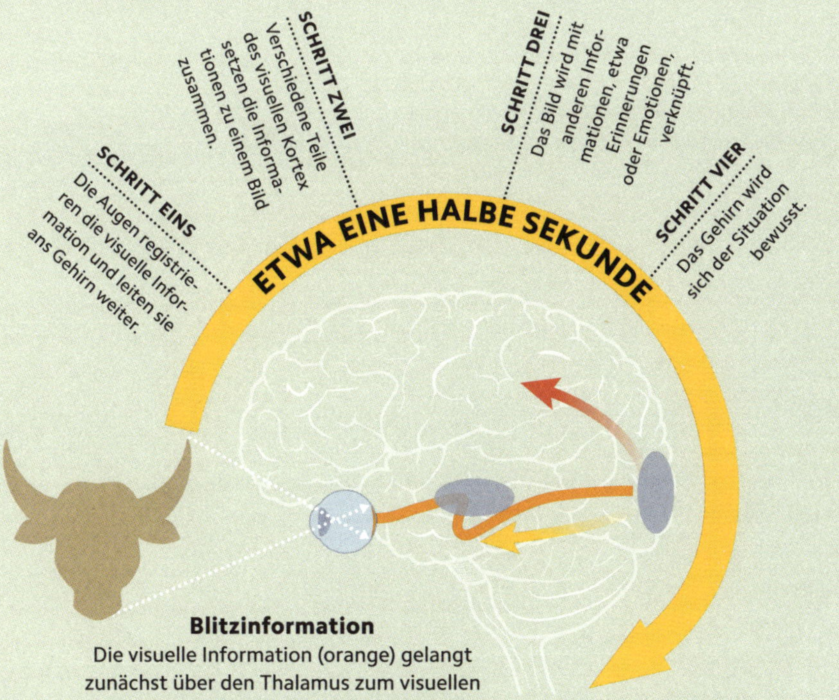
SCHRITT EINS
Die Augen registrieren die visuelle Information und leiten sie ans Gehirn weiter.
SCHRITT ZWEI
Verschiedene Teile des visuellen Kortex setzen die Informationen zu einem Bild zusammen.
ETWA EINE HALBE SEKUNDE
SCHRITT DREI
Das Bild wird mit anderen Informationen, etwa Erinnerungen oder Emotionen, verknüpft.
SCHRITT VIER
Das Gehirn wird sich der Situation bewusst.

Blitzinformation
Die visuelle Information (orange) gelangt zunächst über den Thalamus zum visuellen Kortex. Anschließend wird sie zusammen mit Informationen aus anderen Hirnarealen an die Frontallappen weitergeleitet.

WAS PACKT DICH?

Unser Gehirn muss ständig aus der ungeheuren Fülle an Reizen und Informationen, die auf es einströmen, diejenigen herausfiltern, die für uns wichtig sind. Nur diese gelangen letztlich in unser Bewusstsein, das ohne den Filtermechanismus hoffnungslos überfordert wäre. Gewöhnlich bewertet das Gehirn beim Filtern die Bedeutung der Reize auf der Basis von persönlichen Erfahrungen und Gedächtnisinhalten. Es gibt jedoch auch Dinge, die jedem von uns immer und automatisch bewusst werden. Dazu zählen zum Beispiel spektakuläre Ereignisse wie ein Autounfall.

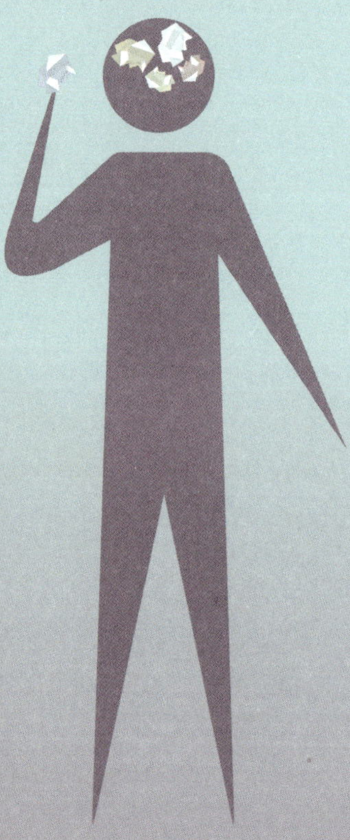

Verschollene Erinnerungen
Manche Erinnerungen sind so versteckt abgespeichert, dass sie gewöhnlich nicht mehr in unser Bewusstsein gelangen. Erlebnisse oder Situationen, die ihnen ähneln, können sie uns jedoch manchmal wieder bewusst machen.

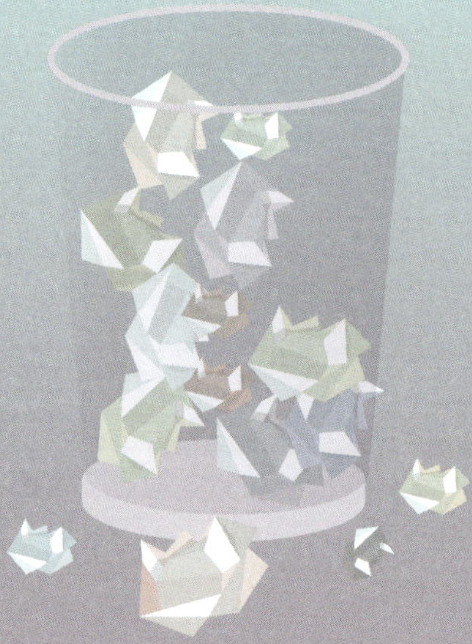

Wie von selbst oder gut durchdacht?
Manche Fragen können wir rasch und ohne groß nachzudenken beantworten. Andere verlangen unserem bewussten Verstand einiges ab.

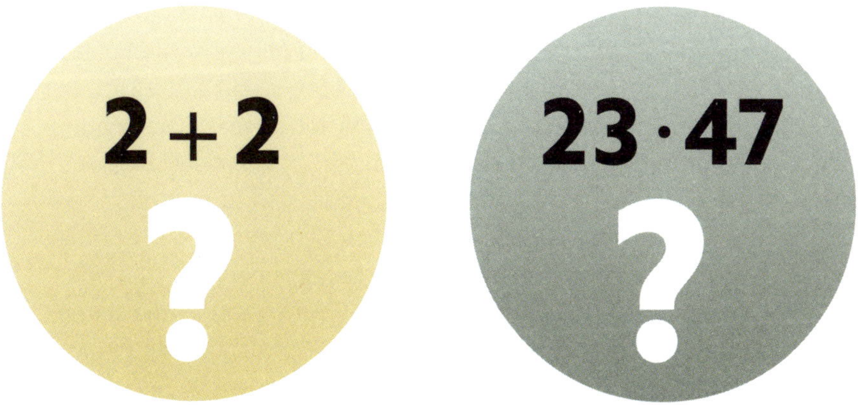

SYSTEM 1 **SYSTEM 2**

ZWEI DENKSYSTEME

Laut einer Theorie lassen sich in unserem Gehirn zwei Denksysteme unterscheiden – ein schnelles und unbewusstes (System 1) und ein langsames, bewusstes, Dinge durchdenkendes (System 2). Beide Systeme beeinflussen unsere Entscheidungen und Urteile. Bewusste Entscheidungsfindung ist allerdings oftmals nur eine Illusion. Wenn wir zum Beispiel beim Tennisspielen blitzschnell auf einen Schlag des Gegners reagieren müssen, erfolgt die Reaktion so rasch, dass wir sie gar nicht bewusst hätten treffen können. Dennoch stellt sich nach derart raschen Entscheidungen häufig das Gefühl ein, diese bewusst getroffen zu haben. Außerdem versuchen wir nachher oft, Blitzentscheidungen mithilfe unseres bewussten Verstands zu erklären und zu rechtfertigen.

BEFEHLE ERTEILEN

Willkürliche Bewegungsabfolgen und Handlungen werden im Frontallappen geplant, koordiniert und initiiert. Nach erfolgter Handlungsvorbereitung und Bewegungsplanung im supplementär-motorischen und prämotorischen Kortex erteilt schließlich der Motorkortex der Muskulatur den Befehl, die jeweilige Bewegung auszuführen. Im Schlaf verfestigt unser Gehirn erlernte Bewegungsmuster, sodass wir später bei Bedarf darauf zurückgreifen können. Einige neurologische Erkrankungen können motorische Prozesse stark beeinträchtigen. Die bei Berufsmusikern recht häufige fokale Handdystonie etwa führt zum Verlust der feinmotorischen Kontrolle über erlernte Bewegungsabläufe der Finger.

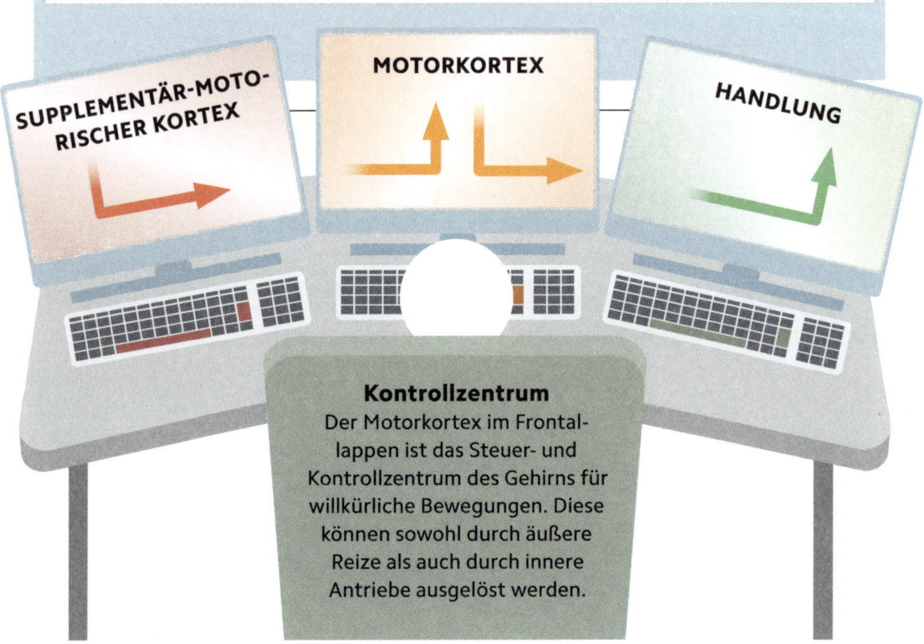

Kontrollzentrum
Der Motorkortex im Frontallappen ist das Steuer- und Kontrollzentrum des Gehirns für willkürliche Bewegungen. Diese können sowohl durch äußere Reize als auch durch innere Antriebe ausgelöst werden.

Zwischen zwei Stühlen

Unsere Impulse zu zügeln, kann sich am Ende sehr auszahlen. Auf der anderen Seite kann sich zu viel Selbstbeschränkung jedoch sehr negativ auf Lebensfreude und Lebensqualität auswirken.

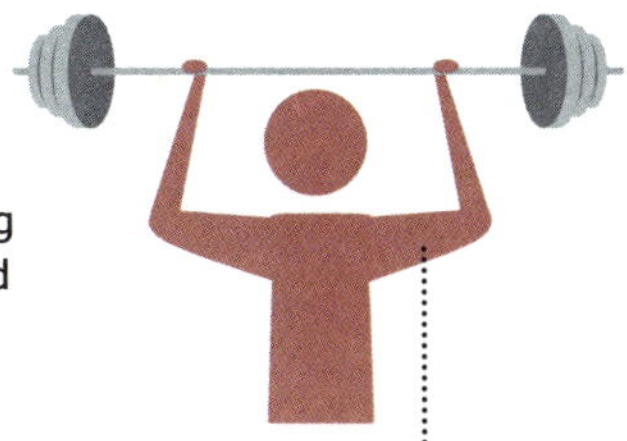

VERSUCHUNG

Unmittelbare Belohnungen sind nur allzu oft unwiderstehlich, selbst wenn sie dem Erreichen des Ziels abträglich sind.

FERNZIEL

Studien zeigen, dass enge soziale Beziehungen uns dabei helfen können, unsere langfristigen Ziele zu erreichen und konsequent bei der Sache zu bleiben.

WAS TUN?

Bewusste Entscheidungen beinhalten ein Abwägen von verfügbaren Optionen und möglichen Konsequenzen und werden im präfrontalen Kortex des Frontallappens getroffen. Dieser hält uns auch bei der Verfolgung eines Ziels auf Kurs und unterdrückt, falls notwendig, konkurrierende Impulse. Wenn wir uns zum Beispiel entschieden haben, abzunehmen und daher nie mehr als ein Stück Schokolade am Tag zu essen, kann es sehr leicht sein, dass wir trotz guter Vorsätze immer wieder von dem Verlangen erfasst werden, mehr Schokolade zu essen. Nur wenn der präfrontale Kortex bewusst und konsequent gegensteuert, werden wir der Versuchung nicht erliegen.

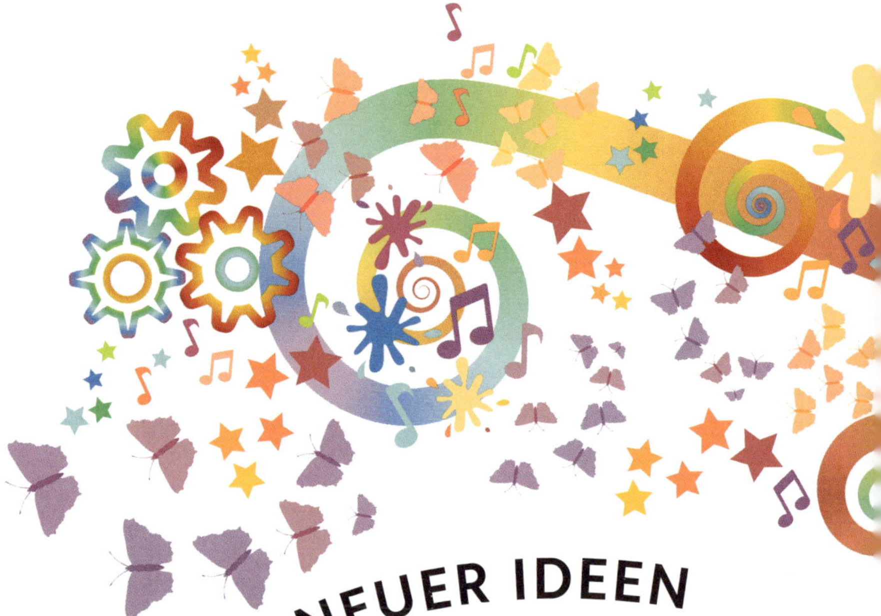

DIE GEBURT NEUER IDEEN

Kreative Ideen gedeihen auf der Grundlage von vorhandenem Wissen, wobei dieses jedoch auf neuartige Weise verwendet wird. Sie zu entwickeln, erfordert ein Zusammenspiel zahlreicher Hirnareale und gelingt meist am besten, wenn wir uns in einem Zustand innerer Ruhe befinden und das Default Mode Network (siehe S. 50–51) aktiv ist. Angestrengtes Nachdenken oder Selbstkritik hemmen einen freien Gedankenfluss und damit auch die Kreativität. Daher sind Teile des präfrontalen Kortex in kreativen Schaffensphasen gewöhnlich inaktiv.

Nichtinvasive Hirnstimulation
Wenn man mithilfe nichtinvasiver Hirnstimulation Hirnareale aktiviert, die für Kreativität zuständig sind, kann dies u. a. dazu führen, dass die betreffenden Personen plötzlich Probleme bewältigen können, die sie zuvor nicht lösen konnten.

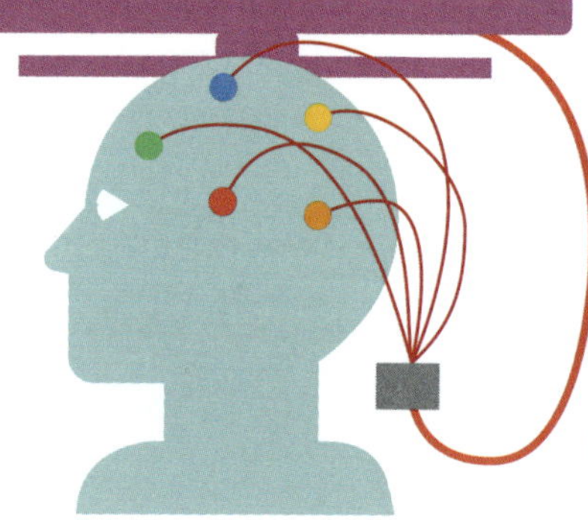

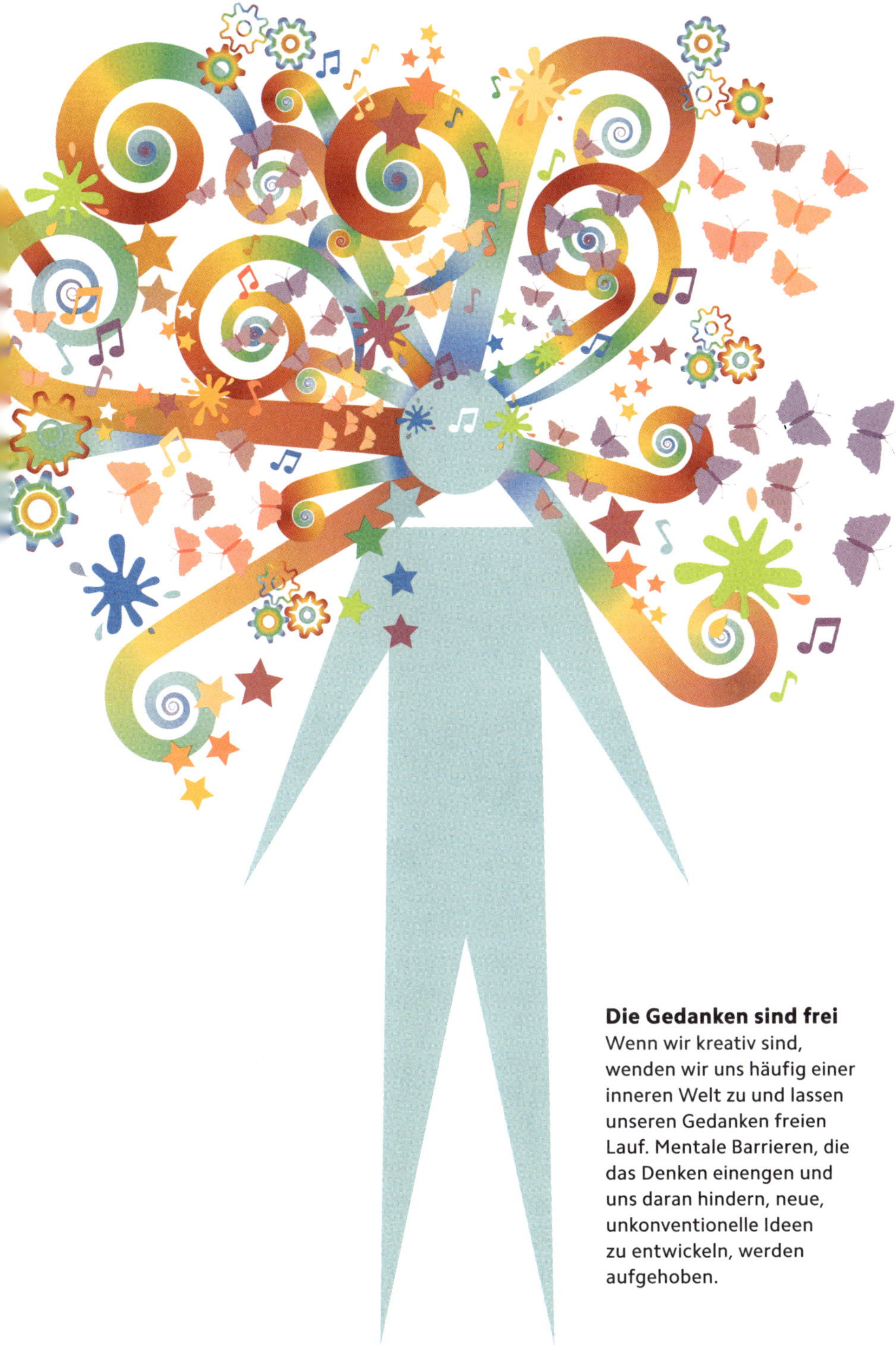

Die Gedanken sind frei
Wenn wir kreativ sind, wenden wir uns häufig einer inneren Welt zu und lassen unseren Gedanken freien Lauf. Mentale Barrieren, die das Denken einengen und uns daran hindern, neue, unkonventionelle Ideen zu entwickeln, werden aufgehoben.

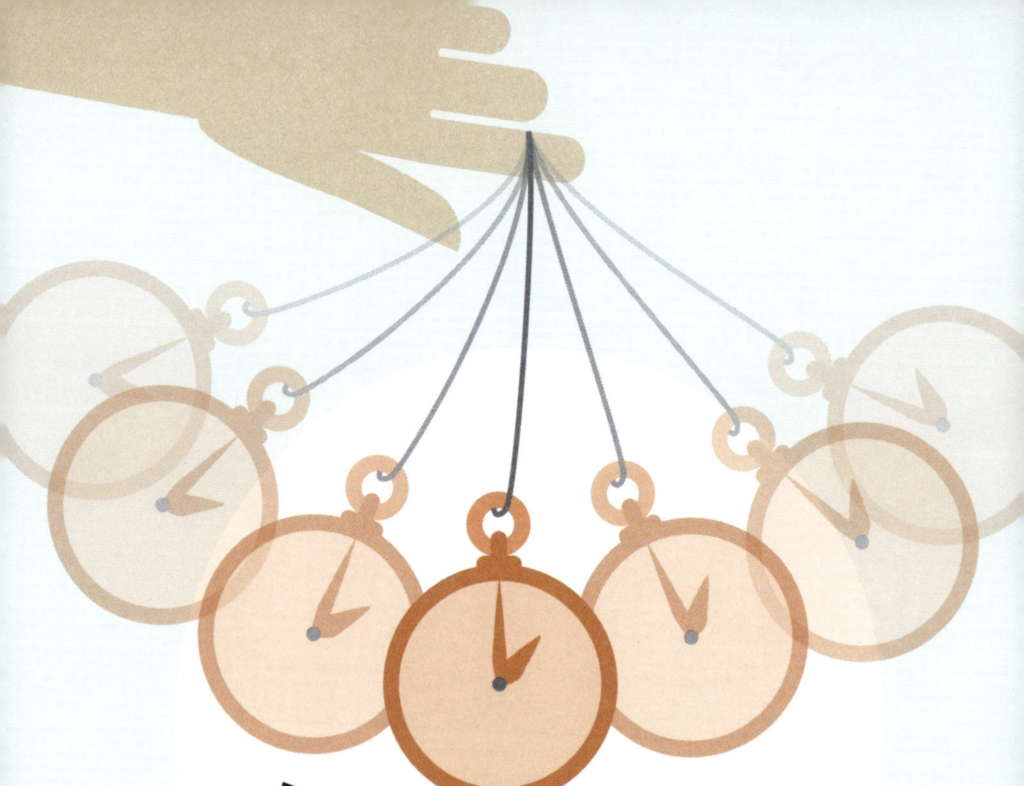

TRANCEZUSTAND

Als Hypnose wird sowohl eine Technik bezeichnet, mit der man einen veränderten Bewusstseinszustand – die hypnotische Trance – hervorrufen kann als auch der Trancezustand selbst. Menschen in hypnotischer Trance sind tief entspannt, leicht beeinflussbar sowie fähig, ihre Aufmerksamkeit extrem zu fokussieren. Hirnscans zeigen, dass Hirnareale, die für Vernunft, kritisches Denken, Ich-Bewusstsein oder die Bewertung von Reizen zuständig sind, in Hypnose deutlich weniger aktiv sind.

DEN GEIST BERUHIGEN

Als Meditation werden teilweise sehr unterschiedliche geistige Übungen bezeichnet, die zum Ziel haben, innere Stille und Klarheit zu finden sowie im Hier und Jetzt zu sein und sich von Gedanken, Gefühlen und Problemen zu lösen. Meditation führt zu messbaren Veränderungen im Gehirn. So kommt etwa die Amygdala, die unter anderem für das Auslösen von Ängsten von zentraler Bedeutung ist, beim Meditieren zur Ruhe. Regelmäßiges Meditieren kann helfen, Stress und Grübelzwänge in den Griff zu bekommen, zu mehr Gelassenheit zu gelangen und Belastbarkeit, Konzentrationsfähigkeit und Emotionskontrolle zu verbessern.

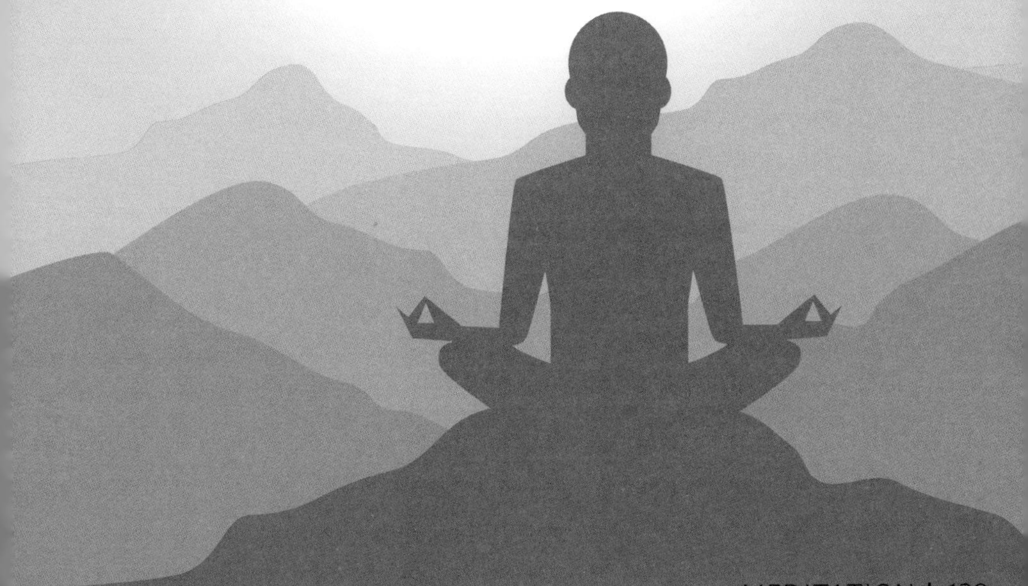

DAS

BEWUS

GEHIRN

S T E

Das Bewusstsein gehört zu den außergewöhnlichsten und rätselhaftesten Dingen im Universum. Inneres Erleben ist etwas Individuelles, sehr Persönliches. Wir wissen alle, wie es ist, die Welt bewusst wahrzunehmen oder bewusste Entscheidungen zu treffen. Bewusstsein zu beschreiben und in Worte zu fassen, fällt uns dennoch außerordentlich schwer. Neurobiologen, Hirnforschern und Philosophen geht es nicht anders. Daher existiert bis heute keine allgemein anerkannte wissenschaftliche Definition für Bewusstsein. Experten vermuten, dass Bewusstsein durch komplexe neurophysiologische Prozesse im Gehirn entsteht, auch wenn bislang völlig unklar ist, wie genau das geschehen soll.

DUALISMUS

Der Dualismus unterscheidet zwischen physischer und geistiger Welt und sieht Bewusstsein nicht als Produkt unserer Gehirnaktivität an.

WAS IST BEWUSSTSEIN?

MONISMUS

Diese Theorie reduziert Bewusstsein auf neurophysiologische Prozesse.

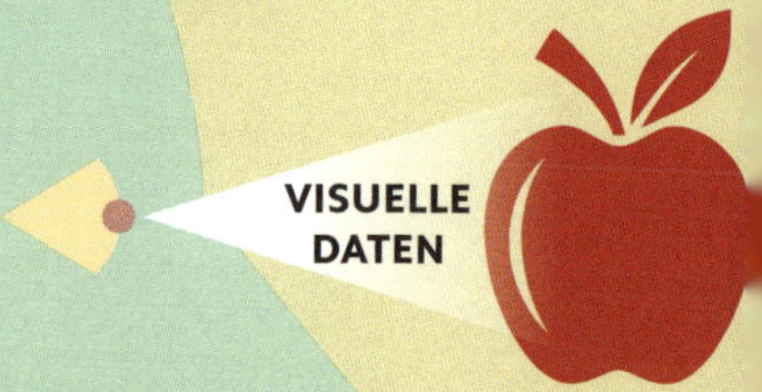

Obwohl sich kluge Köpfe seit Jahrtausenden mit der Frage, was Bewusstsein ist, beschäftigen, gibt es bis heute keine wirkliche Antwort darauf. Neurowissenschaftler haben zwar mit den neuronalen Korrelaten des Bewusstseins (siehe S. 144–145) Prozesse im Gehirn identifiziert, die mit bewusstem Erleben in Zusammenhang stehen könnten – aber selbst wenn sie es täten, würden sie nicht erklären, was Bewusstsein ist. Zu den Theorien, die sich mit Bewusstsein beschäftigen, gehören der Monismus, der Bewusstsein als neuronale Aktivität sieht, und der Dualismus, der Bewusstsein und materielle Welt trennt.

BEWUSST

Bewusstseinsebenen
Freud schlug vor, das Bewusstsein in drei Ebenen zu unterteilen: Das Bewusste – d. h. all das, was wir gerade wahrnehmen und denken, das Vorbewusste – also geistige Inhalte, die uns zwar gerade nicht bewusst sind, die wir uns aber grundsätzlich bewusst machen können, und das Unbewusste – verdrängte Gedanken, Wünsche oder Erinnerungen, auf die wir nur mithilfe von Selbsterfahrungsmethoden wie der Psychoanalyse bewusst zugreifen können.

VORBEWUSST

»Das Unbewusste ist … uns so unbekannt wie das Reale der Außenwelt …«
Sigmund Freud

UNBEWUSST

DIE MACHT DES UNBEWUSSTEN

Unser Gehirn ist rund um die Uhr aktiv, sogar wenn wir tief schlafen. Allerdings ist uns nur ein sehr kleiner Teil seiner Aktivitäten bewusst. Von der Steuerung von Reflexen über die Verarbeitung von Sinnesreizen bis hin zur Koordination komplexer Handlungen – die weitaus meisten Prozesse in unserem Gehirn laufen ab, ohne dass wir etwas davon mitbekommen. Nach Sigmund Freud, dem Begründer der Psychoanalyse, gehören zum Unbewussten auch Gedanken, Wünsche und Erinnerungen, die so verstörend sind, dass sie verdrängt wurden und nicht mehr ins Bewusstsein gelangen. Auch wenn heute viele von Freuds Theorien sehr kritisch gesehen werden, gilt er nicht zuletzt wegen der Thematisierung des Unbewussten als einer der bedeutendsten Denker des 20. Jahrhunderts.

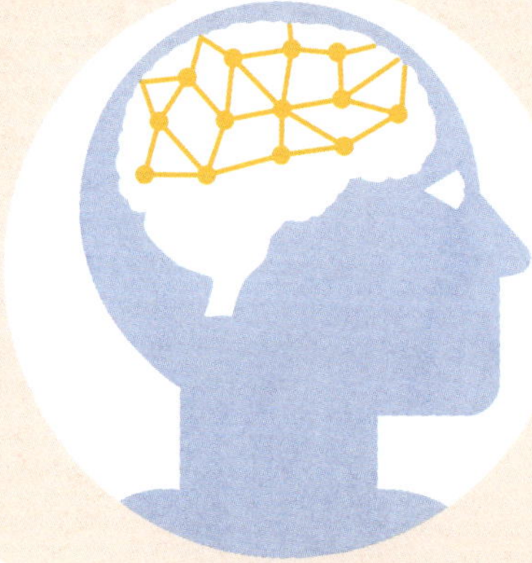

SYNCHRONES FEUERN

Einer Hypothese nach bestehen NCC aus Neuronen oder Neuronengruppen, die synchron auf bestimmte Weise feuern.

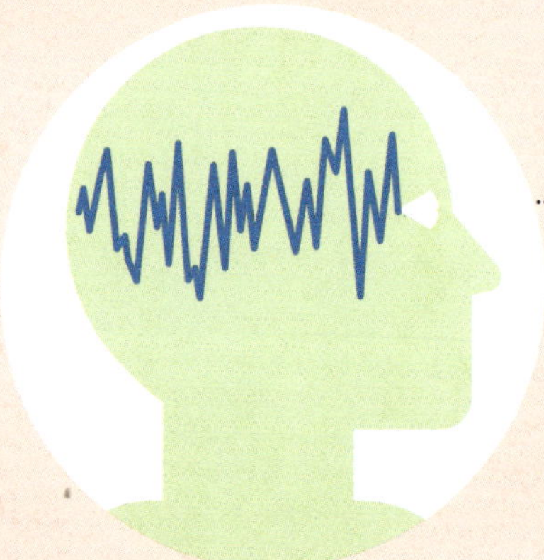

HOHE IMPULSFREQUENZ

Manche Forscher nehmen an, dass insbesondere Neuronen, die im Verbund mit einer Frequenz von 40 An- und Abschaltungen pro Sekunde feuern, NCC darstellen könnten.

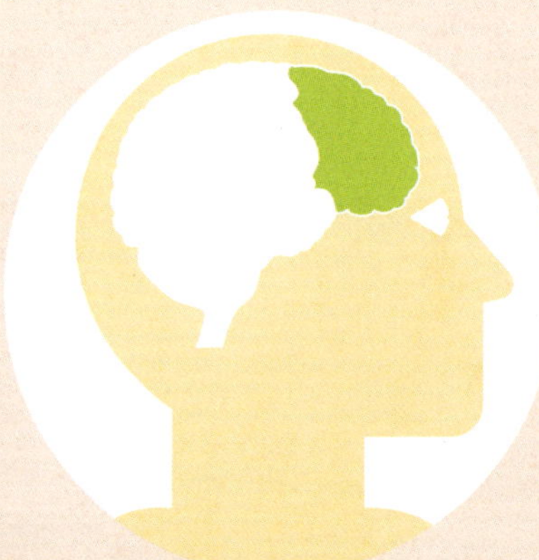

FRONTALE AKTIVITÄT

Bildgebende Verfahren des Gehirns lassen vermuten, dass spezifische neuronale Aktivitäten in den Frontallappen ein NCC darstellen könnten.

> »Alles, was unser Gehirn tut, ist erstaunlich, aber nicht alles, was es tut, ist besonders. Es ist nur unser hoch entwickeltes Bewusstsein, das uns von anderen Arten unterscheidet.«
>
> Rita Carter

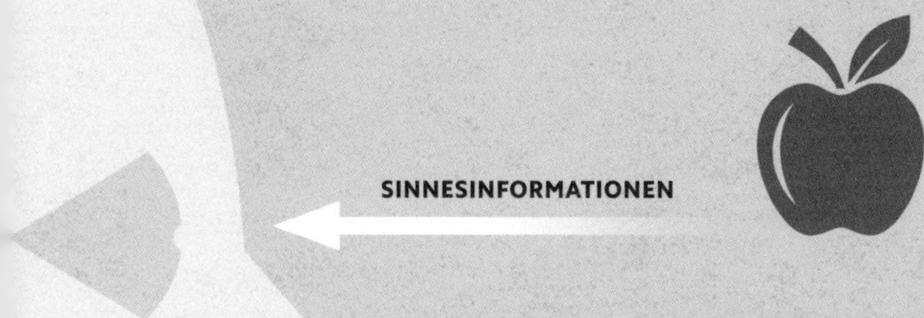

DEM BEWUSSTSEIN AUF DER SPUR

In Studien wurden unterschiedliche Arten neuronaler Gehirnaktivität entdeckt, die mit dem Bewusstsein einhergehen und als sogenannte neuronale Korrelate des Bewusstseins (NCC) bezeichnet werden. Bislang konnte mithilfe moderner neurowissenschaftlicher Verfahren wie Hirnscans (siehe S. 26–27) allerdings lediglich gezeigt werden, dass bestimmte Hirnareale oder Neuronenverbände beim bewussten Erleben bestimmter Dinge aktiv sind und dass diese Areale sich abhängig vom Erlebten unterscheiden. Ob NCC zum Entstehen von Bewusstsein notwendig sind und welche Rolle sie im Zusammenhang mit bewussten Erlebnissen spielen, ist noch immer unklar.

KÜNSTLICHE INTELLIGENZ

Maschinen können viele Aufgaben mittlerweile besser erfüllen als Menschen. Computer etwa sind in der Lage, Berechnungen viel schneller und genauer auszuführen als wir. Dennoch sind auch die besten Computerprogramme noch sehr weit davon entfernt, die komplexen Intelligenzleistungen unseres Gehirns auch nur annähernd nachbilden zu können. In einzelnen Teilbereichen ist die »Intelligenz« von Maschinen (künstliche Intelligenz oder KI) jedoch schon heute zu Erstaunlichem fähig. Künstliche neuronale Netze etwa sind lernfähig und werden unter anderem bei der Text-, Sprach- oder Gesichtserkennung sowie im Spielebereich eingesetzt. Für selbst lernende Maschinen ist es kein Problem mehr, menschliche Gegner in Strategiespielen zu schlagen.

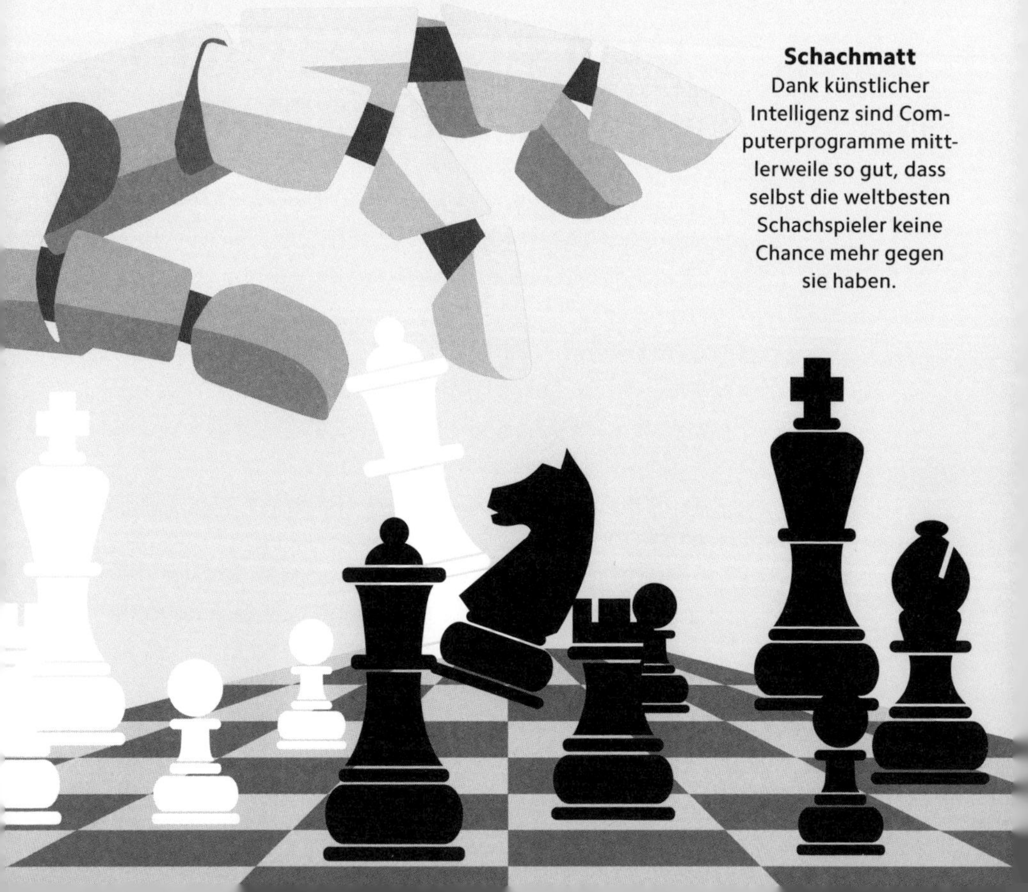

Schachmatt
Dank künstlicher Intelligenz sind Computerprogramme mittlerweile so gut, dass selbst die weltbesten Schachspieler keine Chance mehr gegen sie haben.

Psychologisch
Bestimmte Übungen und Techniken, etwa Meditation, Hypnose oder Reizentzug, können zu veränderten Bewusstseinszuständen führen.

Pharmakologisch
Psychoaktive Substanzen, etwa Alkohol, Cannabis oder Opioide, beeinflussen bestimmte Gehirnfunktionen und verändern das Bewusstsein.

Physisch
Extremsituationen, z. B. der Aufenthalt in sehr großen Höhen oder lange Fastenkuren, können das bewusste Erleben verändern.

Spontan
Spontan auftretende veränderte Bewusstseinszustände sind z. B. Tagträume, Nahtoderfahrungen und Hypnagogie – ein Zustand, der beim Einschlafen auftreten kann.

Krankheitsbedingt
Auch bestimmte Krankheiten, etwa Epilepsie, oder Verletzungen des Gehirns können veränderte Bewusstseinszustände zur Folge haben.

VERKEHRTE WELT

Im Zustand veränderten Bewusstseins weicht das subjektive bewusste Erleben von dem des »Normalbewusstseins« ab und es kann zum Beispiel zu verändertem Denken und Fühlen, Kontrollverlust, Halluzinationen, Visionen oder Ekstasen kommen. Veränderte Bewusstseinszustände können unter anderem in Extremsituationen, nach Hirnschädigungen, unter dem Einfluss psychoaktiver Substanzen oder bei geistigen Übungen wie dem Meditieren auftreten. Betroffene erleben die Welt und sich selbst anders als im Normalzustand, wobei ihre Erlebnisse und Erfahrungen im veränderten Zustand von berauschend schön bis albtraumhaft reichen können.

ZEIT UND GEHIRN

Alle Zellen, Gewebe und Organe unseres Körpers verfügen über eine innere Uhr, die unter anderem die zugehörigen physiologischen Prozesse zeitlich aufeinander abstimmt. Damit der Gesamtorganismus funktioniert, müssen all diese Uhren miteinander und mit dem Tageslauf synchronisiert werden. Dies geschieht über eine Art Hauptuhr im Gehirn, die im Nucleus suprachiasmaticus (SCN), einem Bestandteil des Hypothalamus, sitzt. Daneben existiert ein neuronaler Schaltkreis, der die Zeit anhand von periodischen Vorgängen im Gehirn misst und unter anderem durch den Frontallappen verläuft.

DOPAMIN-PRODUKTION

Dopamin wird u. a. in Neuronen der Substantia nigra (schwarze Substanz) produziert, die funktionell zu den Basalganglien gehört.

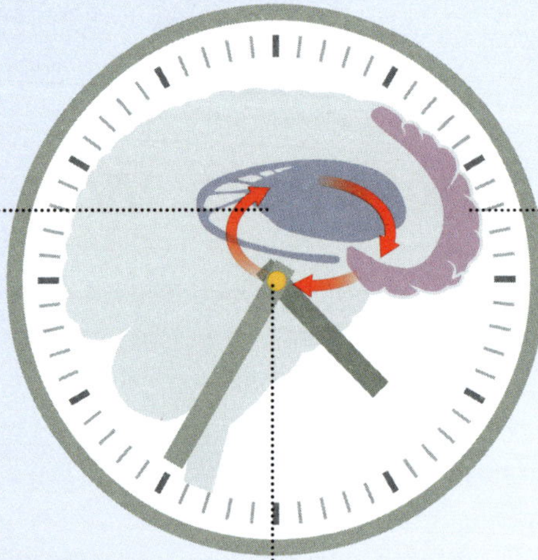

NEURONALER SCHALTKREIS

Der regelmäßige Zyklus, in dem Dopamin von den Basalganglien zum präfrontalen Kortex wandert, stellt gewissermaßen die Einheit der Zeitmessung dar.

Körperuhr

Dopamin ist ein wichtiger Neurotransmitter im Zusammenhang mit der Zeitmessung im Gehirn. Es wandert im Zuge der 24-Stunden-Rhythmik (siehe S. 150) innerhalb eines neuronalen Schaltkreises von den Basalganglien zum präfrontalen Kortex.

TAKTGEBER

Der SCN ist der wichtigste Taktgeber der inneren Uhr und beeinflusst daher zahlreiche Prozesse im Körper, etwa die Ausschüttung von Hormonen und die Regulierung der Körpertemperatur.

Seit dem Jahr 2000 ist die durchschnittliche Aufmerksamkeitsspanne von 12 auf 8 Sekunden gesunken.

ACHTUNG, ACHTUNG!

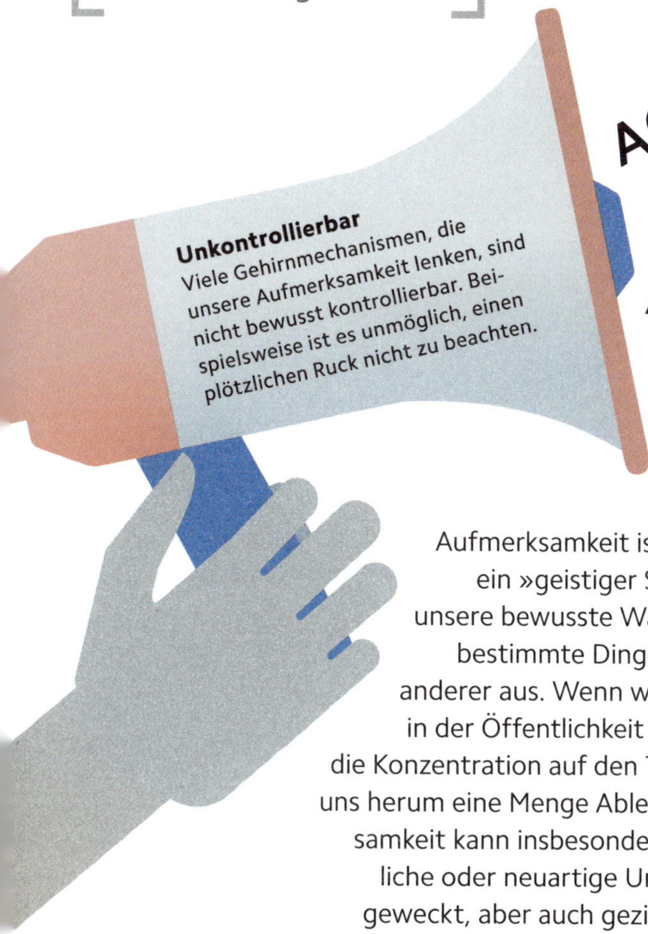

Unkontrollierbar
Viele Gehirnmechanismen, die unsere Aufmerksamkeit lenken, sind nicht bewusst kontrollierbar. Beispielsweise ist es unmöglich, einen plötzlichen Ruck nicht zu beachten.

Aufmerksamkeit ist in gewisser Weise wie ein »geistiger Scheinwerfer«: Sie lenkt unsere bewusste Wahrnehmung gezielt auf bestimmte Dinge und blendet eine Fülle anderer aus. Wenn wir zum Beispiel ein Buch in der Öffentlichkeit lesen, gelingt uns meist die Konzentration auf den Text, selbst wenn es um uns herum eine Menge Ablenkungen gibt. Aufmerksamkeit kann insbesondere durch außergewöhnliche oder neuartige Umweltreize unwillkürlich geweckt, aber auch gezielt und bewusst herbeigeführt werden. Im Gehirn scheinen Aufmerksamkeitsvorgänge stets mit gesteigerter Aktivität vieler verschiedener Strukturen einherzugehen.

NOTWENDIGE RUHEPHASE

Die grundlegenden biologischen Funktionen des Schlafs sind zwar noch nicht geklärt, doch es gilt als sicher, dass wir schlafen müssen, und dass das tägliche zeitweise Abschalten des normalen Bewusstseins ein unverzichtbarer Teil unseres circadianen (24-Stunden-)Rhythmus ist. Wenn wir längerfristig zu wenig schlafen, kann sich das negativ auf unsere Gesundheit auswirken. Im Schlaf verändert sich die Aktivität unseres Gehirns in Abhängigkeit von der jeweiligen Schlafphase.

CIRCADIANE RHYTHMIK

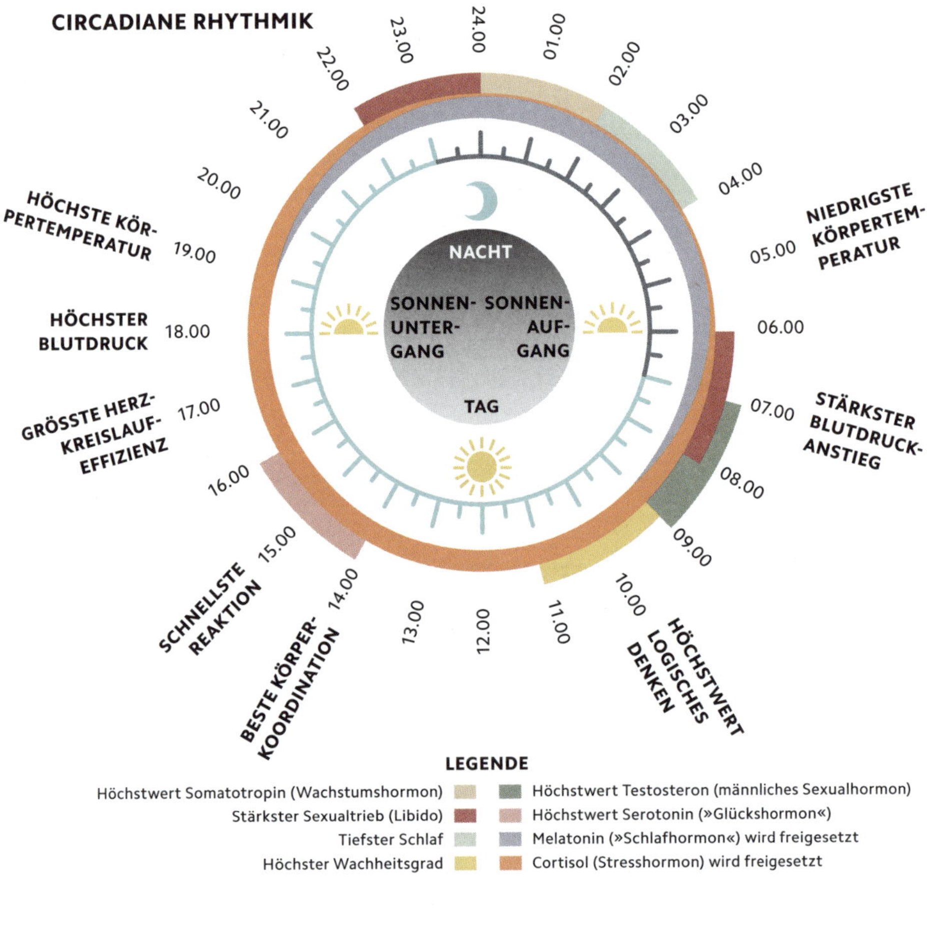

LEGENDE

- Höchstwert Somatotropin (Wachstumshormon)
- Stärkster Sexualtrieb (Libido)
- Tiefster Schlaf
- Höchster Wachheitsgrad
- Höchstwert Testosteron (männliches Sexualhormon)
- Höchstwert Serotonin (»Glückshormon«)
- Melatonin (»Schlafhormon«) wird freigesetzt
- Cortisol (Stresshormon) wird freigesetzt

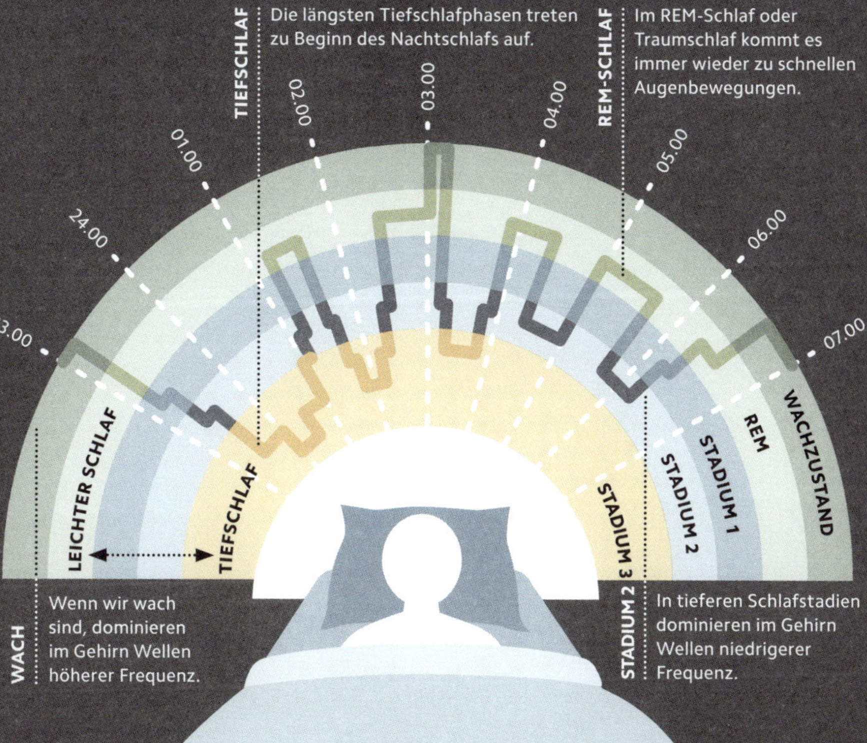

SCHLAFSTADIEN

Während des Nachtschlafs durchläuft ein gesunder Mensch etwa 4–7 Schlafzyklen von je etwa 90 Minuten Dauer. Jeder Zyklus besteht aus vier Schlafstadien, die sich unter anderem durch Schlaftiefe und Gehirnaktivität unterscheiden. Während im als besonders erholsam geltenden Tiefschlaf wichtige Gedächtnisinhalte verfestigt werden, finden die meisten Träume (siehe S. 153) im REM-Schlaf statt. Die Abkürzung REM steht für *rapid eye movement* – also rasche Augenbewegung.

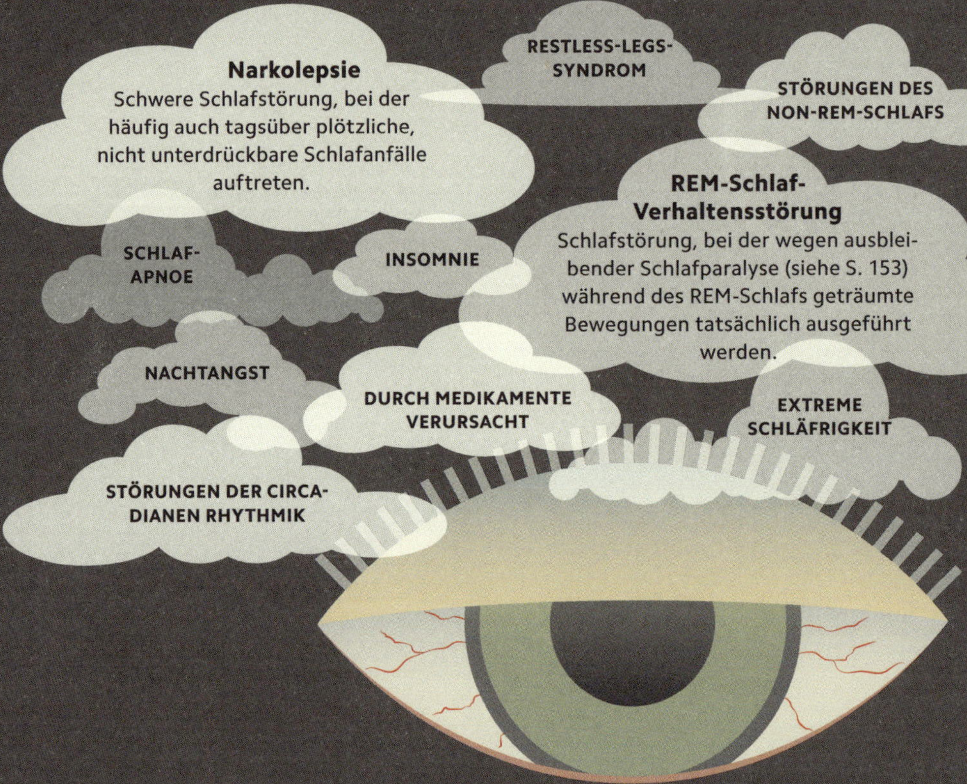

KURZE NÄCHTE

Schlafstörungen (Insomnien) beeinträchtigen Qualität und Erholsamkeit des Schlafs und damit auch unser Befinden und unsere Leistungsfähigkeit. Ihre Ursachen können vielfältig sein: Schichtarbeit oder Fernreisen (Jetlag) können die circadiane Rhythmik durcheinanderbringen. Ängste, Depressionen oder Medikamente können das Ein- oder Durchschlafen erschweren. Atemaussetzer (Schlafapnoe) oder Ziehen und Kribbeln in den Beinen (Restless-Legs-Syndrom) können erholsamen Schlaf unmöglich machen. Häufig lässt sich jedoch auch keine konkrete Ursache für eine Schlafstörung finden.

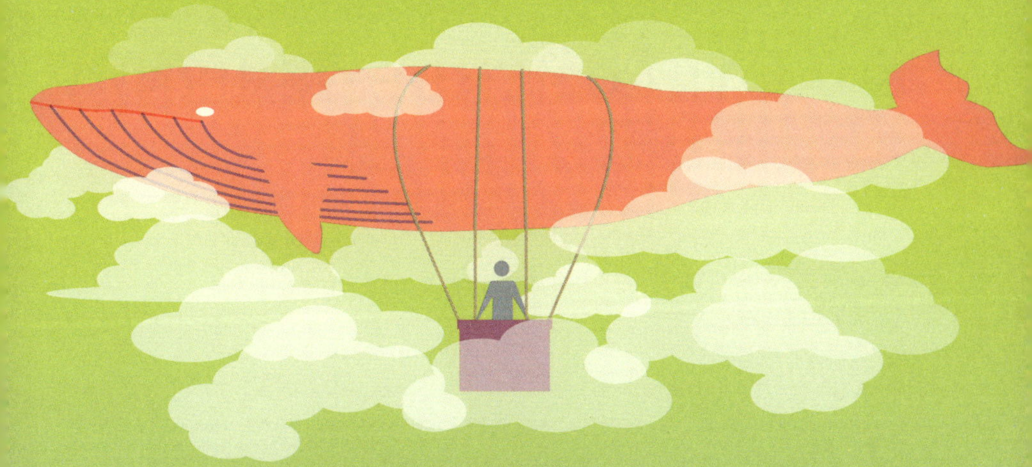

Seltsame Simulationen
Wenn wir träumen, erschafft unser Gehirn eine oftmals sehr beeindruckende innere Erlebenswelt. Diese kann realitätsnah sein, aber auch vollkommen wirr, außerordentlich bizarr und geprägt von Dingen, die in der Realität unmöglich sind.

TRAUMWELTEN

Während des Nachtschlafs gelangen gesunde Menschen mehrmals pro Nacht in einen besonderen Bewusstseinszustand, der als Träumen bezeichnet wird. Dabei sind Gehirnareale besonders aktiv, die für die Verarbeitung von Bildern und für Gefühle zuständig sind, während logisches und kritisches Denken weitgehend ausgeschaltet ist. Außerdem ist die Skelettmuskulatur gelähmt (Schlafparalyse), sodass wir uns während des Träumens nicht bewegen, selbst wenn wir im Traum sehr aktiv sind. Warum wir überhaupt träumen, ist noch immer unklar.

DAS TRÄUMENDE GEHIRN

Hirnforscher vermuten, dass der Hippocampus des Gehirns (siehe S. 70) dafür verantwortlich ist, dass wir Träume nach dem Aufwachen meist schnell vergessen. Dieser scheint während des Traumschlafs von speziellen Neuronen dabei behindert zu werden, dauerhafte Gedächtnisinhalte zu generieren. Zudem könnten viele Träume aufgrund ihrer Absurdität vom Hippocampus auch als unwichtig eingestuft und daher gelöscht werden. Die typische Irrationalität von Träumen ist nur möglich, weil Teile des Frontallappens, die normalerweise als kritische »Realitätsprüfer« fungieren, im Traumschlaf inaktiv sind.

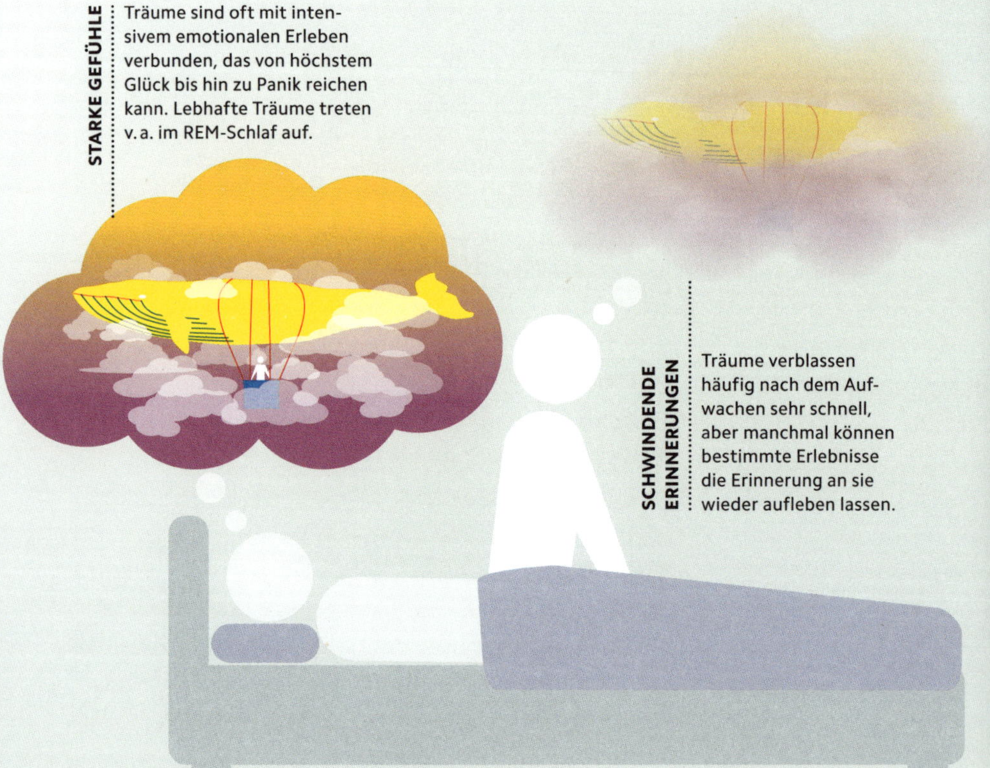
STARKE GEFÜHLE
Träume sind oft mit intensivem emotionalen Erleben verbunden, das von höchstem Glück bis hin zu Panik reichen kann. Lebhafte Träume treten v. a. im REM-Schlaf auf.
SCHWINDENDE ERINNERUNGEN
Träume verblassen häufig nach dem Aufwachen sehr schnell, aber manchmal können bestimmte Erlebnisse die Erinnerung an sie wieder aufleben lassen.

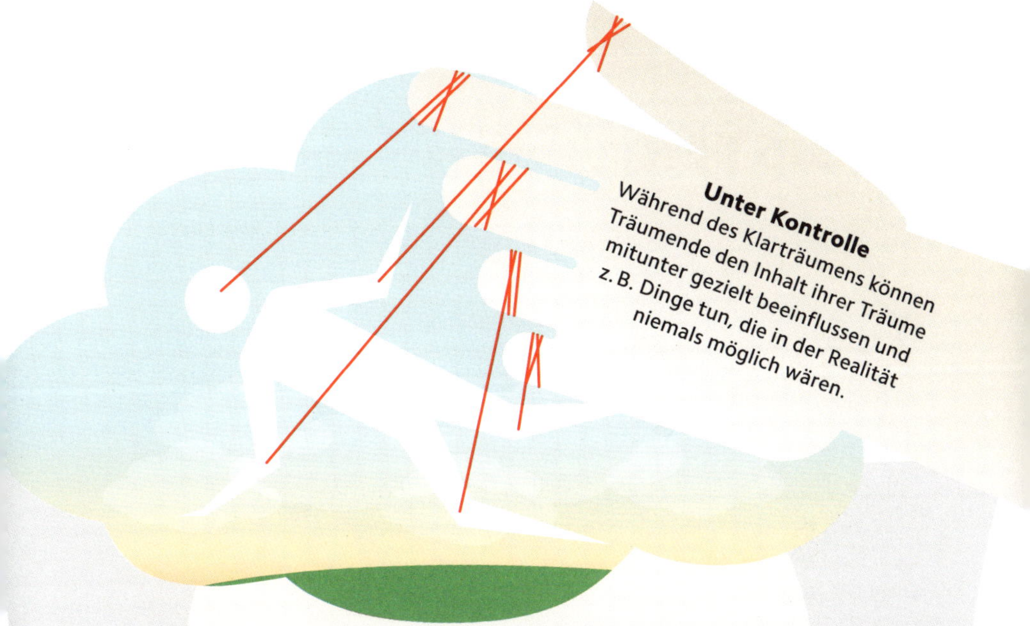

Unter Kontrolle
Während des Klarträumens können Träumende den Inhalt ihrer Träume mitunter gezielt beeinflussen und z. B. Dinge tun, die in der Realität niemals möglich wären.

KLARTRÄUME

Klarträume oder luzide Träume sind Träume, in denen sich die Träumenden darüber im Klaren sind, dass sie träumen. Möglich wird dies, weil das Gehirn beim Klarträumen eine andere Aktivität zeigt als beim normalen Träumen. Während bei Letzterem für logisches Denken, Entscheidungsfindung und Selbstreflexion zuständige Gehirnareale im Frontallappen weitgehend inaktiv sind, sind diese beim luziden Träumen sehr aktiv. Manchmal kommt es bei Klarträumern auch zum sogenannten falschen Erwachen, bei dem die Träumenden glauben, aufgewacht zu sein, obwohl sie eigentlich noch schlafen und weiterträumen.

REGISTER

Fett gedruckte Seitenzahlen kennzeichnen Haupteinträge.

F

G

H

I

J

K

L

M

N

O

P

R

S

T

DANK

Der DK Verlag dankt folgenden Personen für ihren Beitrag zur Herstellung dieses Buchs: Steve Bere und Laura Gardner für Hilfe bei der Gestaltung, Helen Peters für das Register, Suhita Dharamjit, Priyanka Sharma und Saloni Singh für die Umschlaggestaltung sowie Harish Aggarwal für das DTP-Design.

ZITATNACHWEIS

Der Verlag hat sich bemüht, alle Rechteinhaber ausfindig zu machen. Eventuelle Auslassungen werden wir bei entsprechendem Hinweis gern zu einer späteren Auflage korrigieren. Wenn nicht anders angegeben, wurden die Zitate frei übersetzt.

45 Carrie Fisher, *Psychology Today*, Nov/Dec 2001. **51** Henry David Thoreau, *A Week on the Concord and Merrimack Rivers*, 1849. **59** Tim Berners-Lee, *Weaving the Web*, 1999. **65** C.G. Jung, *Psychologische Typen*, Zürich 1921, S. 9, www.gutenberg.org/files/61543/61543-h/61543-h.htm. **68** George Johnson, *In the Palaces of Memory*, 1991. „Samy Molcho – Vom Pantomimen zum Lehrer", In: Planet Wissen, www.planet-wissen.de/gesellschaft/kommunikation/koerpersprache/pwiesamymolchovompantomimenzumlehrer100.html **102** Oliver Sacks, *The New Yorker*, 23 August, 2010. **119** Harvey Blume, *The Atlantic*, September 1998. **143** Sigmund Freud, *Die Traumdeutung*, 1900. **145** Rita Carter, *Mapping the Mind*, 1998.

Noch mehr Naturwissenschaft

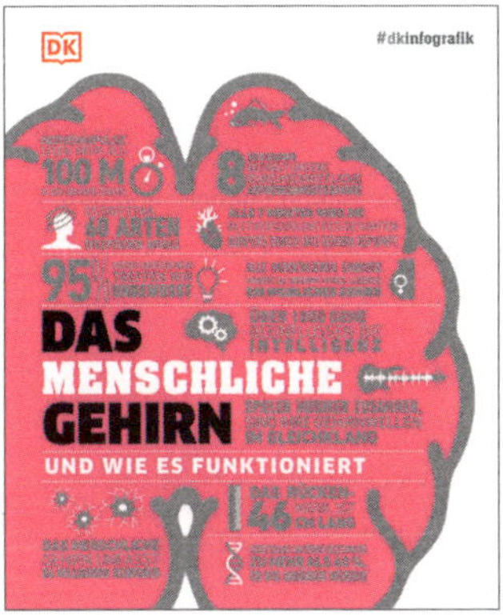

ISBN 978-3-8310-4018-6

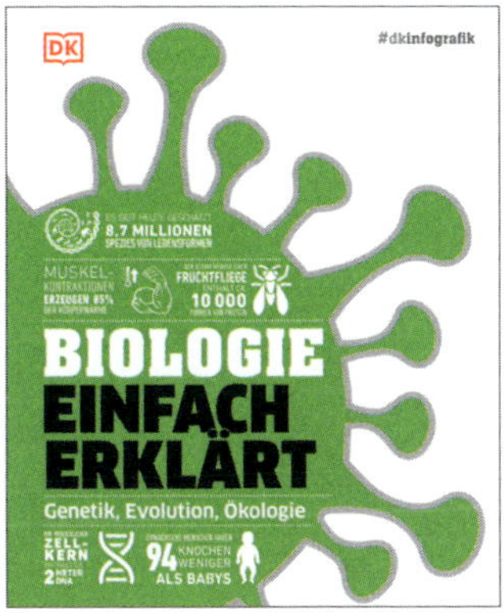

ISBN 978-3-8310-4820-5

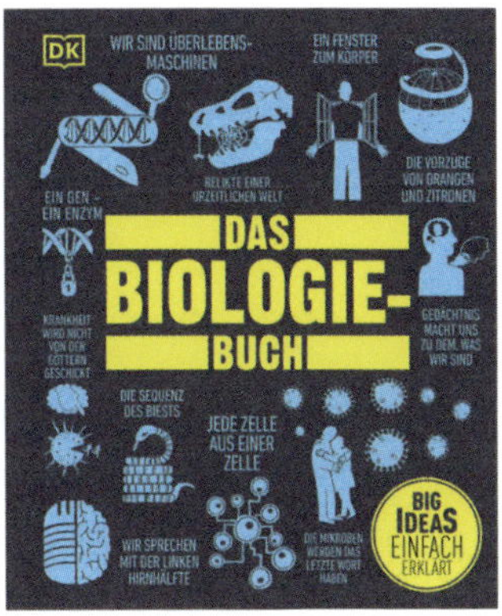

ISBN 978-3-8310-4518-1

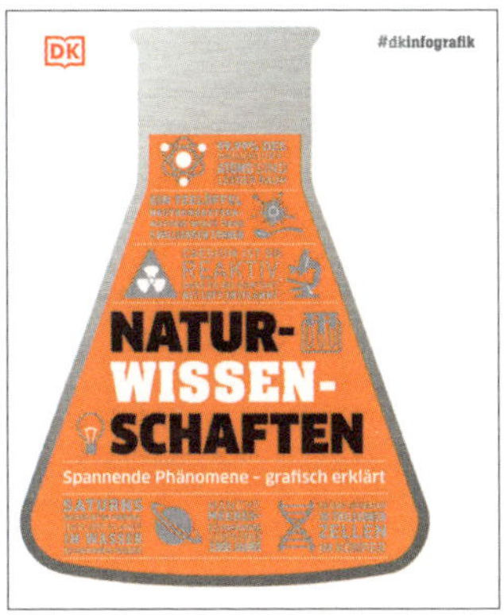

ISBN 978-3-8310-3539-7

DK

www.dk-verlag.de